Friederike Juen Boissevain

BLÜTEN FALLEN

Friederike Juen Boissevain

BLÜTEN FALLEN

Was Sterbende uns lehren

sprachlichter

1. Auflage

Umschlagmotiv und Abbildungen im Buch: Friederike Juen Boissevain
Umschlaggestaltung: Antonia Henschel,
Sign Kommunikation, Frankfurt/M.
Buchsatz: Sascha Ehrich
Druck: DieDrucker.de GmbH & Co.KG, Reinheim
Weiterverarbeitung: Buchbinderei Kaffenberger, Brensbach
Gedruckt in Deutschland
ISBN: 978-3-948824-29-7

www.sprachlichter.de

INHALT

Einleitung 9

Über das Leiden 22

Vom Ende her denken 48

Dem Erlebten Worte geben 68

Die Geschichten der Sterbenden 82

Mut 96

Zuversicht 104

Dankbarkeit 114

Krank und gesund 126

Raum 142

Abschied 174

Danksagung 198

Für Nanzan
und
für Fritz

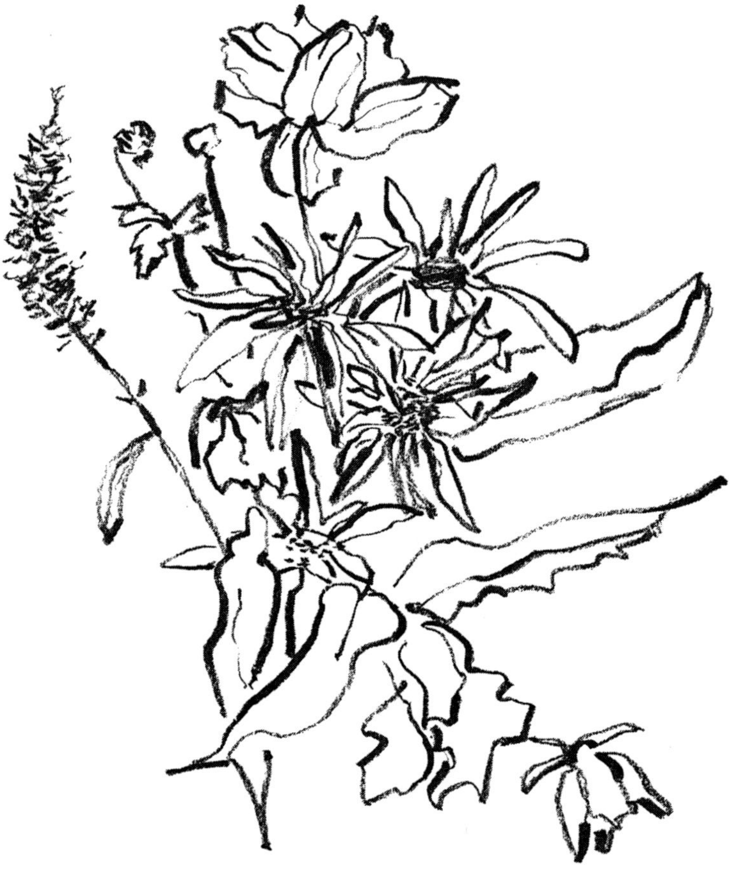

Da der Buddha-Weg seinem Wesen nach jenseits von Kargheit und Fülle reicht, gibt es Geboren-werden und Sterben, Verblendung und Erwachen, Menschen und Buddhas. Dennoch welken Blütenblätter obgleich wir sie mögen; Unkraut sprießt obschon wir es nicht mögen.

(Dogen Zenji)[1]

EINLEITUNG

Kongress

»Wo ist bitte die Registrierung von Leben und Tod?«
»Ganz da hinten!«
»Ah.«
Die wichtigen Dinge finden immer am Rande statt.

Ein rauer Nordmorgen. Wochenanfang. Die Welt ist zur Arbeit. Ich habe bis Mittag frei und schreibe die ersten Sätze eines Buches, das nicht meines sein wird. Es wurde lange vor meiner Zeit geschrieben und wird mit dem letzten Punkt nicht beendet sein. Ich tauchte irgendwann auf und gesellte mich dazu, mal leiser und manchmal auch etwas lauter. Kontinuierlich zwar und in guter Absicht, jedoch bin ich insgesamt nicht mehr gewesen als eine Zuschauerin, bestenfalls eine Platzanweiserin. Gelegentlich eine Statistin für Einsätze, die sich jemand zuvor ausgedacht hatte. Vielleicht noch nicht einmal das, denn plötzlich waren alle da, mittendrin und es wurde gelebt. Es wurde getrauert, sich gefreut, es wurde gehofft und sich verabschiedet, geschenkt und gedankt. All dies entwickelte sich ohne Vorsatz, ohne Anstrengung, wie wenn es schon immer so gewesen wäre: das eigene Leben leben und das eigene Leben sich leben lassen. Versuchen, etwas zu verändern und gleichzeitig die Erlaubnis geben, sich transformieren lassen. Wovon ich spreche? Von den dichten Abschnitten am Lebensende, wo vieles kondensiert und unverblümt zu Tage tritt, wo angesehen und betrachtet werden möchte, was lange verborgen war. Wo wir alle aufgerufen sind, Betroffene, Familien und Bekannte wie Sorgegebende gleichermaßen, uns der Frage zu stellen, die uns alle eint: der großen Frage vom Leben und vom Sterben.

Schwerstkranke Menschen zeigen uns, wie edle Kapitulation aussehen kann: in ihrer ganzen Tragik und Schönheit. Sie laden uns ein, Zuschauer und Hörer zu sein, *einmal* wenigstens: sozusagen, bevor uns selbst dereinst ein ähnliches Schicksal ereilen wird.

Wir sollten sorgsam und respektvoll mit dem umgehen, was wir von ihnen hören und über sie wahrnehmen. Wir sind: ungleich bedacht. Gesunde und Kranke befinden sich an zwei vollkommen verschiedenen Ufern.

Wir sind auch: auf *einer* gemeinsamen Schicksalslinie, zeitlich versetzt. Uns trennt nicht viel, nur ein paar Jahre noch und wir sind diejenigen, die Hilfe benötigen: im Flügelhemdchen und mit Bettflasche. Ihre Geschichte ist die unsrige. Es ist derselbe Weg. Indem wir von unseren wechselseitigen Begegnungen schreiben, würdigen wir diejenigen, für die wir Sorge tragen, insbesondere die Art und Weise, wie sie ihren individuellen Weg gehen, dessen Grenze von Beginn an, all unseren Bemühungen zum Trotze, unerbittlich vorgegeben ist.

Wir geben den Erkrankten die Gelegenheit, Erzählungen zu weben, aus denen ihre neu hinzugekommene Identität als *Kranke* fortan weitergetragen werden kann. Wir schreiben an sie und für uns.

Ich schreibe an sie und an mich. Ich schreibe an ein Ich, das jetzt in bestimmten Ausnahmesituationen mit ihren Patientinnen und Patienten lebt und an ein zukünftiges Ich, das selbst einmal sterben wird.

Dennoch ist es wichtig zu beachten, dass diese Zeilen höchstwahrscheinlich niemals von jenen gelesen werden, die sie initiiert haben.

Ist es möglich, dies zu berücksichtigen und so zu erzählen, dass sich alle verstanden, gehört und gesehen fühlen? Kann vermieden werden, dass diese zarten, einzigartigen Begegnungen umgewidmet, verbrämt und »verwertet« werden, um einer netten Geschichte willen? Einer Erzählung, die später in der Welt der Gesunden eher beiläufig durchgeblättert werden wird, vielleicht um kurz innezuhalten, aus der sicheren Seitenlinienperspektive von uns (noch-) Gesunden?

Können diese Geschichten erzählt werden, ohne eine Distanz aufzubauen zu den »bedauernswerten« Kranken, ohne ein bildliches Vornüberbeugen auf das Bett des »armen Gegenübers« - insgeheim erleichtert, dass uns deren Schicksal (noch) nicht ereilt hat?

Schreiben kann zu mehr Klarheit führen, auch in Bezug auf die eigene Haltung unserer Gesundheitsberufe und den Zielen, mit denen wir einst angetreten sind und die uns gelegentlich im Rauschen des Alltags verloren gehen. Es kann zudem unsere Sensibilität für die Begegnungen mit den uns Anvertrauten schärfen. Und ist es nicht gerade dieser Austausch, der den Charme und die Magie unserer Profession ausmachen?

Auch aus diesen Gründen stellt der Raum für diese Erzählungen einen wichtigen Bereich dar, der es vermag, die Brücke zu schlagen zwischen evidenzbasierten Entscheidungen aus *Tumorboards* und der jeweiligen Gesamtsituation eines Menschen, der an einer lebensverkürzenden Erkrankung leidet. Dessen Gesamtbild setzt sich zusammen aus einer individuellen Mischung von Erfahrungen seit Beginn der Erkrankung, wie auch der Erlebnisse im »gesunden« Leben insgesamt sowie signifikanter Persönlichkeitsmerkmale, eigener Wertvorstellungen und dem sozialen Umfeld.

Der Austausch von Geschichten vermag es, etwaigen negativen Folgeerscheinungen einer für unseren technischen Fortschritt mitunter notwendigen Versachlichung etwas Ungeheuerliches entgegenzusetzen: nämlich ein aufmerksames Gesicht, das Interesse zeigt an seinem oder ihrem Gegenüber und deren oder dessen individueller Lebensgeschichte. Trotz vergleichbarer Aspekte im Erkrankungsverlauf wird es niemals »dieselbe Geschichte« sein- zu unterschiedlich ist in der Ausnahmesituation eines Lebensendes der persönliche Umgang mit dem eigenen Schicksal.

Durch ein Eröffnen des Erzählraumes wird eine Verbindung

geschaffen für die Fortsetzung der ab jetzt gemeinsamen, mitgeteilten Geschichten, wobei sich die Berichte der Erkrankten vermischen mit den meist unausgesprochenen, aber dennoch vorhandenen Erzählungen der für sie Sorgenden.

Die Vermischung von beidem bringt etwas Neues, Unbekanntes und vor allem etwas Gemeinsames hervor. Dieser Prozess ist von einem hohen Maß an Neugierde, Spontanität und Fantasie geprägt. Er stellt die Komplementärfarbe zu jeglichem Streben nach Strukturierung und Wissenschaftlichkeit dar, denn er zeichnet sich vor allem durch eines aus: Seine Farben sind vollkommen unvorhersehbar. Somit wird dem Prozess an medizinischen Objektivierungsversuchen eine Art von Heiterkeit hinterlegt, die diese wiederum etwas »menschlicher« und im wahrsten Sinne des Wortes »patientenfokussierter« erscheinen lässt.

Ferner wird durch die Bereitschaft zur Eröffnung eines Raumes für Erzählungen den Betroffenen trotz aller Reduktionen, welche die Erkrankung ihnen bereits abverlangt hat, eines signalisiert, dessen sie ab Diagnosestellung oft genug verlustig werden: Gleichstellung und Respekt.

Chronisch Kranke und Menschen mit einer lebensbegrenzenden Erkrankung werden auf vielfältige Art und Weise gefordert. Ihre sozialen Rollen, die Stellung innerhalb der Familie, ihre gesamten Körperfunktionen, ihr Aufmerksamkeitsspektrum, ihre Konzentrations- und Merkfähigkeit, ihre Gedankengänge, ihr Alltag: alles wird einem radikalen Wandel unterworfen. Ihr Körper entzieht sich einer oftmals als unerschütterlich verstandenen Kontrolle. Das äußere Erscheinungsbild verändert sich. Manchmal verwandelt es sich so stark, dass die Betroffenen anhaltende Schwierigkeiten haben, ihr aktuelles Aussehen mit der Person in Einklang zu bringen, als die sich selbst empfinden.

Lebensverkürzend erkrankte Menschen quält häufig die Selbstwahrnehmung als eines oder einer »außerhalb Stehenden«. Durch die Diagnose verändert sich der Alltag, das Arbeitsleben, die Eigenwahrnehmung und die Familienkonstellation erheblich. Eine chronische Erkrankung bringt nahezu immer eine Art der Absonderung aus dem Pool der »Gesunden« mit sich. Dies gilt umso mehr für lebensbedrohlich Erkrankte, deren Abtrennung von der Welt der Gesunden allein schon durch die Bedrohung ihrer limitierten Zeitspanne vorab festgelegt zu werden scheint.

Mit dem Austausch von Erzählungen wird Ausdruck und Anerkennung zugleich vermittelt für die anhaltende Bedeutung ihres Lebens, für ihre immer noch wichtige Geschichte, ihre immer noch wichtige Anwesenheit unter uns. Und allein schon deswegen wohnt dem erzählerischen Element die unmessbare Chemie einer historisch alten und dennoch fortwährend wirkungsvollen, »guten Medizin« inne.

In Ausnahmesituationen wie denen einer lebensbegrenzenden Erkrankung oder der eines plötzlichen Verlustes verändert sich unsere Landschaft über Nacht. Schonungslos zeigt sich das Leiden.

Selbst wenn es nicht uns selbst, sondern jemanden, der oder die uns nahesteht, trifft, auf einmal ist es auch: *unser* Leiden.

Dieser kaum merkliche Perspektivwechsel verändert *alles*. Die empfangenen Erzählungen leben auch davon, weiter erzählt zu werden. Das liegt in ihrer Natur, wir möchten sie teilen. Wie steht es mit den Erzählungen von Menschen am Lebensende? Selbst wenn wir sie anonymisieren und de-personalisieren, verläuft eine feine Grenze zwischen »literarischem Verbrämen« als Mittel der eigenen Distanzierung und Sublimation unseres »nackten« Empfindens und dem Wahren der Verletzlichkeit und Fragilität von *erschütterten* Menschen am Lebensende. Wie können wir im Erzählen auch gleichzeitig Zuhörende und im Berichten auch gleichzeitig zu Betroffenen werden?

»Lassen Sie mich eine allgemeine Feststellung machen: Der Test für echte Intelligenz besteht in der Fähigkeit, zwei einander entgegengesetzte Vorstellungen gleichzeitig im Kopf zu behalten und immer noch in der Lage zu sein, zu funktionieren. Man sollte, zum Beispiel, sehen können, dass die Lage hoffnungslos ist und dennoch entschlossen sein, sie zu verändern«.[2]

Schon immer haben sich Menschen Geschichten erzählt, haben sie Schicksale anderer in Erzählungen geteilt. Dieses Buch knüpft daher an eine alte Tradition an.

Dennoch stellen die Erfahrungen auf körperlicher, sozialer wie seelischer Ebene für diejenigen, die eine lebensbegrenzende Erkrankung ereilt hat, wie auch für deren An- und Zugehörige einen tiefen Schockzustand dar, der ein biografisch völlig ungewohntes Terrain eröffnet.

Die Erkrankung kommt immer überraschend, scheinbar aus dem Nichts. Im Rückblick betrachtet, war da vielleicht eine Ahnung, ein schwelendes, ein bleibendes Unwohlsein. Es gab eventuell hin und wieder körperliche und emotionale Anzeichen, dass etwas aus dem Gleichgewicht geraten sein könnte. Dieses Etwas schien eine bisher unbekannte Dimension zu haben – an manchen Tagen. An anderen war es nur ein gelegentliches Druckgefühl, eine Erschöpfung nach einem langen Arbeitstag.

So sehr sich die Vorgeschichten ähneln mögen, so unterschiedlich sind die emotionalen Antworten, sowohl von Erkrankten als auch deren Umfeld.

So divergent die Schattierungen sein mögen, so sehr die Sorgegebenden die jeweilige Erkrankung »kennen« mögen, so vielfältig ist die Variationsbreite der individuellen Erscheinungsformen einer Krankheitsgeschichte und deren Verlauf. Selbst die x-te in den Kopf metastasierte Brustkrebserkrankung trägt nicht nur einen histologischen, einen molekulargenetischen, einen TNM codierten Namen. Sie trägt den Namen eines Menschen und seiner Geschichte. Diese ist eng verwoben mit den Erzählungen aus seinem oder ihrem Umfeld. Hinzu addieren sich die Biografien derjenigen, die sich fortan als Sorgegebende der Erkrankten annehmen.

Die Krankengeschichten ähneln einander oftmals verblüffend. Dennoch bleibt ihre weitere Entwicklung, das Ausmaß ihrer

Schmerzen, ihre Lebensdauer, ihr Zugewinn an Lebensqualität jeweils unvorhersehbar. Manchmal könnten sie, trotz gleicher medizinischer Erkrankung, verschiedener nicht sein. Und letztendlich handeln sie alle vom selben Thema.

Ich habe ihnen ein paar Jahrzehnte lang zugehört. Sie sind unzählbar geworden.

Es verschwimmen Gesichter, Namen, Zeiten, Krankheiten und Zusammenhänge. Auch Diagnosen und biologische Kontexte treten in den Hintergrund.

Gleichzeitig bleiben viele Begebenheiten für immer im Gedächtnis.

Da ist die Erinnerung, eine individuelle, eine intime Wegstrecke mit jemandem geteilt zu haben. Die Erlaubnis, meist unausgesprochen, Teil haben zu dürfen am Leben eines anderen Menschen. Die gemeinsamen Momente der inneren Bewohnbarkeit, des Brückenschlags zwischen zwei Herzen, der plötzlich alles, vor allem die eigene Sichtweise, verändert. Diese Begegnungen können eine Zärtlichkeit erlauben und aufscheinen lassen, die leicht ist wie Licht und wandelbar wie Wasser. Dennoch sind sie nicht unverbindlich oder flüchtig zu nennen, denn sie können sich so robust tragen wie ein Küstenfels. Gleichzeitig müssen sie nicht immer eine lineare Standfestigkeit aufweisen, sie können auch oszillieren wie die Luft an einem heißen Sommertag. Ihre Wandelbarkeit und Unvorhersehbarkeit verleihen ihnen etwas Kostbares, das sich unserer Willenskraft zu entziehen scheint und doch ohne sie nicht existieren würde.

Was bleibt, ist das Bild eines tiefen Stroms, der durch die Welt gleitet. Er kommt aus dem Nichts und strebt jenseits unseres Horizonts. Er birgt und er trägt uns, seiend, geworden oder werdend. Er ruft uns, seiend, geworden oder werdend. Dieser Strom bewegt, was leidvoll ist, was war und was sein wird – von anfangsloser Zeit, bis zu unserem heutigen Leben und jenen nach uns.

Wir kennen diesen Klang, er wurde uns in die Wiege gegeben. Er begleitet uns ein Leben lang. Wir mögen ihn dennoch nicht.

Deswegen bringen wir eine schier unendliche Symphonie an Möglichkeiten hervor, ihn nicht zu sehen, nicht zu fühlen. Zuerst aber: gar nicht zu hören. Denn Leiden ist schmerzhaft. Leid zu vernehmen, tut weh.

Doch ist das Ohr ein Sinnesorgan, das wir nicht willentlich verschließen können. Darin liegt eines unserer Dilemmata. Wir mögen das menschliche Genom dechiffriert haben, für das Ent-Schmerzen des menschlichen Leidens fehlt uns noch der Code. Oder nicht?

Eine geschulte Zuhörerin, ein geschulter Zuhörer kann sich während des Zuhörens so in die Erzählung weben, dass sie gleichzeitig von ihr oder ihm wie aktiv parallel miterzählt wirkt. Dabei hilft die Fähigkeit, die eigene Rolle, wie die des Sorgenden, für Momente außer Acht lassen zu können und zum Gegenüber zu werden. Wenn nicht dies, dann zumindest das Gefälle, das durch die Rollenaufteilung entsteht - an Macht und an Wissen, zum Beispiel – für ein paar Augenblicke beiseite zu stellen und gemeinsam zu *sein*, zu spüren, zu lauschen.

Die Bezeichnungen »krank« oder »gesund« dienen uns zwar zur Klassifikation bestimmter Anteile, sie beschreiben aber nie das Gesamtbild. Auch im Schwerstkranken finden sich »gesunde« und heile, heilsame Aspekte, die wir betonen und ans Licht bringen können. Auch in uns noch Gesunden bedarf Etliches aus unseren Dunkelkammern einer genaueren Betrachtung, wenn wir, bevor uns ein ähnliches Schicksal ereilt, immer weiter gesunden wollen.

Es sind die Sterbenden, die uns hier den Weg zeigen:

Sie sind es, die uns großzügig und trotz ihrer oftmals puren Verzweiflung ihr gesamtes Leben anbieten. Sie haben keine Kraft mehr, sich hinter Attributen oder Meinungen zu verstecken oder sie darzustellen.

Wir tragen die Verpflichtung, ihr Vertrauen in uns zu achten und ihnen so ehrlich wie möglich zu begegnen. Es ist Teil unserer Rolle, das Vermächtnis, das sie uns bewusst oder unbewusst, mit

Worten oder Gesten, überantworten, zu bewahren und weiter zu tragen.

Dieses Buch handelt auch von einer Art und Weise, wie diesem Leiden begegnet werden kann, wie es bereits erfahren und geteilt wird und was wir, als noch eine Weile »Gesunde«, von jenen lernen können, die diesen Weg vor uns gegangen sind.

Somit kann das, was wir alle fürchten, auch zu einer Einladung werden, zu schauen, mitzufühlen, in Erzählungen zu teilen, wiederaufzunehmen und erneut zu verbinden, was im Grunde niemals getrennt worden ist.

Fragen zur Reflexion

Am Ende jedes Kapitels befinden sich Fragen zur Reflexion. Tod und Sterben sind Themen, die sich trotz aller Errungenschaften der letzten Jahrzehnte am gesellschaftlichen Rand befinden. Abschied zu nehmen, ist schmerzhaft, daran kann auch eine Morphinpumpe nichts ändern. Sterben ist Neuland für jeden, der sich darauf vorbereiten muss. Trotz guter Bücher und wiederkehrender medialer Präsenz: Sterben ist individuell.

Es mag sein, dass ich im Vorfeld dieses oder jenes an medizinischen Maßnahmen ausgeschlossen habe, wenn ich in eine bestimmte gesundheitliche Lage kommen sollte. Es ist wichtig und gut, dies zu formulieren.

Für langsam voranschreitende, lebensbegrenzende Erkrankungen, um die es in diesem Buch geht, gilt jedoch vor allem: das Wahlrecht des jeweiligen Augenblicks. Unsere Sichtweise kann sich, entgegen zuvor gefasster Entschlüsse und Prinzipien, vollkommen ändern, wenn wir selbst betroffen sind. Konnte ich mir vielleicht nicht vorstellen, noch überhaupt ein Quäntchen an Lebensfreude zu entwickeln, obschon ich auf Gehhilfen angewiesen bin, nicht immer das korrekte Datum parat habe oder meine Körperfunktionen nicht mehr selbst kontrollieren kann, mag das Bild meiner Lebensqualität ein anderes sein, wenn ich mich tatsächlich in der aktuellen Situation befinde. Dies kann zur Folge haben, dass ich mich ganz anders entscheide als zuvor erwartet oder schriftlich festgelegt.

Ich weiß schlichtweg jetzt, im noch gesunden Zustand, nicht, wie sich all dies später für mich darstellen wird. Wie werde ich empfinden? Wie werde ich handeln?

Das ist einerseits beunruhigend, denn Ungewisses wird weniger beängstigend, wenn wir einen, wenngleich fiktiven, Plan haben.

Andererseits kann es auch beruhigend wirken, wenn ich mir selbst gewisse Entscheidungsfreiheiten offenhalten möchte, gerade im Angesicht des Unbekannten.

Die Fragen sollen dazu dienen, diesen Spielraum zu nutzen für eigene Erkundungen.

Es ist nicht so, dass wir erst sterbend sein müssen, um bestimmte körperliche oder seelische Erfahrungen zu durchleben.

Sie finden bereits jetzt statt, nur meistens kürzer und milder. Obschon es nur bedingt möglich ist, sich auf die Einzelheiten der eigenen letzten Zeit vorzubereiten, kann die Reflexion dieser Fragen, ihre Mitnahme in den Alltag, vielleicht helfen, etwaige Ängste zu mildern oder leidvolle Verhaltensweisen zu entspannen.

Die Fragen bieten eine Inspiration an, sich dem Thema auf eine sehr persönliche Weise zu nähern, die vielleicht auch für das jetzige Leben einen Zugewinn an Klarheit und Lebensfreude erwirkt, verbunden mit der untrüglichen Bestätigung unseres Gespürs für das, was hier und heute für uns wirklich wichtig und wertvoll ist.

Gedichte

Ist eine Schilderung des »Drinnen« »von außen« überhaupt möglich? Lassen sich beide Seiten miteinander verbinden? Im Grunde genommen ist es sprachlich, physisch wie auch geografisch sicherlich unmöglich.

Die Poesie jedoch vermag, was der Prosa verwehrt bleibt: den Sprung zu wagen in die Imagination, den Brückenschlag in das weite Gebiet des Ungesagten, Unsagbaren.

Wie in der asiatischen Kalligrafie, in der neben den Schriftzeichen dem dazwischenliegenden (leeren) Raum eine besondere Beachtung geschenkt wird, kann es durch die Gedichtform vielleicht gelingen, sich anzunähern an etwas, das auf Grund seines unsteten Charakters und seiner Zerbrechlichkeit nur schwer in eine bestimmte Form zu gießen ist und somit den Raum zu eröffnen für Fantasie und Fragmentarisches.

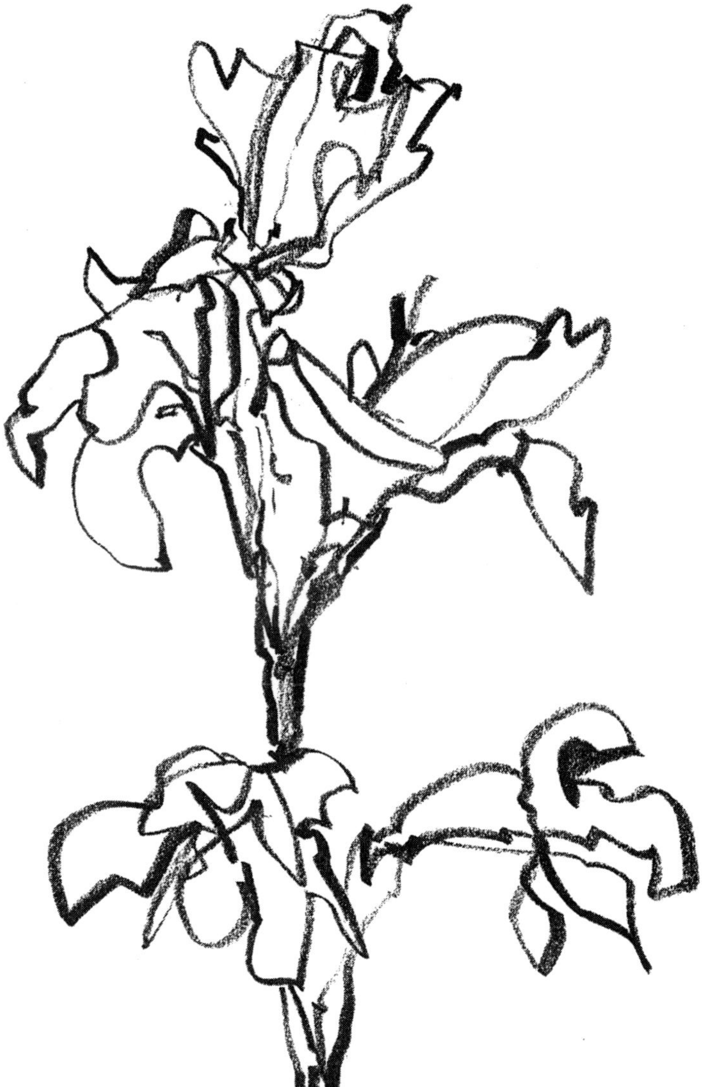

ÜBER DAS LEIDEN

FZA

Nach langer Zeit
Ein freier Tag
Weit vor dem Zähneputzen
Schwingen Türen auf
Wie wenn sie schon lange
Auf ein Signal
Gewartet hätten
Irgendeines
Von der Person
Die ich auch bin
Irgendwo.

Ole von TaxiNord

Er holt mich ab
Sein imposanter Bart
Die Haut graugeraucht
Schlanke Hände
Beginnendes Uhrglas
Emphysemrücken
Er lässt mich in Ruhe
Hinten im Fond

Zum Abschied
Gebe ich ihm zu viel
Sein zögernder Blick
Alles ok bei Ihnen?

Zwei Nachtarbeiter
Stimmt so
Wir sehen uns an
Er winkt zum Abschied

Ich bete
Weder ihn
Noch seine Lunge
Jemals
Wiedersehen
Zu müssen

Im Hinterhof
Meiner Anstalt
Die mich Menschen
Lesen lässt
Mit einem einzigen Blick
Und wiederum auch
Gar nicht.

Für L.

Weiches Abendlicht
Kein Wind nirgends
Prinzessinnenduft
Der Raum eine Wolke
Nur Gefühl
Selbst dies auf leisen Sohlen
Bittersüß
Deine schönen Wimpern
Im Geburtstagskleid

Später eine Nachtigall
Von irgendwo
Säht Perlen
Anfang Februar bereits
Streut sie ihre Töne
Für Dein letztes Lied
Bevor auch dies verklingt
Im nächsten Morgengrauen
Ohne Dich.

Montagmorgen

Gemeinsam
Gehen wir
Durch die große Tür
Fast im Gleichschritt

Wir lächeln uns an
Die Stadt wacht langsam auf
Zu früher Stunde

Dann biegt er ab
Richtung Wartebereich
Ich strebe in mein Zimmer
So viel Gleiches

Und doch
Zwei Welten
Am selben
Montagmorgen.

Verwirrt

Hier sitze ich
Frühmorgens
Wochenendfrei
Und weine
Und weine
Bis alles nur noch kullert

Um einen Menschen
Den ich kaum kannte
Den verregneten Sommer
Scheidende Blätter im Wind

Bin ich erleuchtet
Überarbeitet
Oder
Einfach
Nur depressiv?

Mein Auto

Jeden Morgen
Lieferst Du mich ab
An den rotbröckelnden Stufen
Meines Gefängnisses
Aus Tod
Schmerz
Dysfunktionalität
Eifersucht
Kleinlichkeit

Jeden Abend
Holst Du mich ab
Ich sinke
In Deine silberne Sänfte
Die mich weg trägt
Nur fort
Weiter
Immer weiter
Bis ich ihr Schreien
Nicht mehr hören kann
Selbst nicht
Bei offenen Ohren.

Im Urlaub

Schon acht Tage
Ohne Anstalt
Gesichter
Gerüche
Geschichten
Graben dennoch
Weiter in mir

Ein schier unendlicher
Klagestrom
Der
Einmal erhört
Nie wieder
Verstummen will.

Frau M. wartet nach ihrer Bluttransfusion auf den Krankentransport, der sie zurück in ihr Pflegeheim bringen soll. Nachdem eine Weile vergangen ist, fragen die Schwestern in der Rettungsdienstzentrale nach. Die Auskunft dort lautet, es sei viel zu tun, der Transport werde noch dauern. Die Pflegekraft versorgt Frau M. mit Getränken und einem belegten Brötchen, jemand überlässt ihr die Tageszeitung. Nach einer Stunde Wartezeit wird Frau M. ungeduldig und macht verschiedene Vorschläge, wie sie anderweitig nach Hause kommen könnte, was unrealistisch ist, da sie eine Morphinpumpe trägt und an Sauerstoff angeschlossen sein muss. Die Pflege tröstet sie geduldig, ruft erneut in der Zentrale an, bringt ihr etwas Schokolade. Als die Abstände der lautstarken Beschwerden von Frau M. immer kürzer werden und die in der Anmeldung sitzende Pflegekraft Schwierigkeiten hat, neben den Telefonaten anderer Patienten, den Rezepten des Tages und den Vorbereitungen für die kommende Woche, ihre Aufmerksamkeit Frau M. zu widmen, steht sie auf und setzt sich auf einen Stuhl gegenüber der Patientin.

Schwester A. nimmt sie sanft an den Händen und sagt freundlich, aber mit Nachdruck: »Liebe Frau M.! Leider ist heute Freitagnachmittag und Schneetreiben. Leider ist Erkältungszeit und nicht alle Transportdienste sind besetzt. Leider haben die Fahrer auch Notfälle zu fahren. Leider fahren sie manche Krankenhäuser vergeblich an und müssen oft weite Strecken in Kauf nehmen, um einen Patienten in einer Notaufnahme übergeben zu können. Ich habe mehrfach in der Zentrale angerufen, sie sind die Übernächste auf der Liste. Ich kann daran nichts ändern. Es könnte noch dreißig Minuten dauern.«

Frau M.: »Ja, aber ich bin krank und warte schon über eine Stunde!«

Schwester A.: »Meine Liebe. Im Leben müssen wir leiden. Das ist nun einmal so.«

Frau M. schaut sie verdutzt an. Beide lächeln. Für einen Augenblick scheint die Zeit stehen zu bleiben. Dann schellt wieder das Telefon in der Zentrale. Schwester A. eilt an die Theke. Frau M. schaut ihr nach. Irgendetwas hat sich verändert, während es draußen noch immer schneit.

Seit Menschengedenken leiden wir

Dieses Leiden macht ratlos. Auch deswegen, weil es sich kontinuierlich wiederholt. Die Waffen mögen schädlicher geworden sein, das Prinzip der Zerstörung eines anderen zur Sicherung des eigenen Besitzes bleibt gleich. Es scheint tief in uns vergraben zu sein. Dieses Leiden macht hilflos, denn wir könnten es, nach vielen tausend Jahren Menschheitsgeschichte, besser wissen. Dieses Leiden macht wütend, denn in Anbetracht des heutigen Zerstörungspotentials müssten wir es sogar besser wissen – auch um unserer selbst willen. Dieses Leiden hält keiner ideologischen oder philosophischen Prüfung stand – es bleibt unerklärlich. Es macht fassungslos. Es ist ohne Sinn.

Gleichzeitig sind Gewalt und Kriege in uns Menschen tief verankert. Wir sind Herdentiere, immer noch. Das Überleben der eigenen Sippe, zum Beispiel die Konkurrenz um Ackerland, um Wasser oder um ein Jagdrevier haben uns bis ins 21. Jahrhundert gebracht. Es ist ein Überlebensinstinkt, der einen kleinen Makel aufweist: Er wendet sich gegen uns selbst. Er funktioniert auf unserem überbevölkerten und technisierten Planeten inzwischen einfach nicht mehr nur in Richtung des anderen.

Ein Blick in die Geschichte zeigt, dass die menschliche Leidensfähigkeit enorm ist. Immer wieder beginnen wir von vorne, schöpfen wir Mut und Hoffnung unter extremen Lebensumständen. Obschon wir nicht Viktor Frankl heißen: Wir alle tragen sein Potential, selbst in einem Konzentrationslager »trotzdem Ja zum Leben« zu sagen.

Dieses Leiden ist nicht die einzige Art, wie wir leiden. Denn obschon glücklicherweise Verfolgung, Naturkatastrophen oder Kriege Erfahrungen sind, welche die meisten von uns im immer noch wohlhabenden Westen nicht erleben müssen, leiden wir dennoch.

Wir leiden an der Tatsache, alt und krank zu werden, nicht zu bekommen, was wir gerne hätten. Wir leiden daran, nicht gesehen zu werden (oder uns so zu fühlen). Wir leiden daran, uns nicht so entfalten zu können, wie wir gerne möchten. Wir leiden an unserem Körper, der nicht so aussieht, wie wir es uns vorstellen. Wir leiden daran, dass wir immer etwas finden, was »nicht richtig« ist. Wir leiden an unserer selbstgewählten Unwissenheit, an unserem bewussten *Nicht-wissen-Wollen*. Die Facetten unseres Leidens sind zahllos. Wir leiden ständig, es ist eine unserer Grundnoten.

In der buddhistischen Tradition ist dieses Leiden in den »Vier Edlen Wahrheiten« zusammengefasst. Ihre zentrale Bedeutung im Buddhismus wird auch dadurch betont, dass sie, der Überlieferung nach, die ersten Ansprachen des Buddhas darstellen. Die erste der Vier Edlen Wahrheiten lautet: Leben ist leidvoll.

Zusammen mit den anderen drei bilden diese Sätze, die als »Rede vom Ingangsetzen des Rades« überliefert sind, die Grundlage der buddhistischen Lehre:

1. Da ist die edle Wahrheit über das Leiden,
2. die edle Wahrheit über die Ursache des Leidens,
3. die edle Wahrheit über die Beendigung des Leidens
4. und die edle Wahrheit über den Pfad der Ausübung, der zur Beendigung des Leidens führt.

Das menschliche Leiden wird präzisiert: »Das Leben im Daseinskreislauf ist leidvoll: Geburt ist Leiden, Altern ist Leiden, Krankheit ist Leiden, Tod ist Leiden; Kummer, Lamentieren, Schmerz und Verzweiflung sind Leiden. Gesellschaft mit dem Ungeliebten ist Leiden, das Gewünschte nicht zu bekommen ist Leiden.«[3]

Ob es uns gefällt oder nicht, irgendwann kommen sie: Fältchen, Lesebrille, Hörtest. Wechseljahre. Jemand bietet uns im Bus den Platz an. Unsere Eltern werden fragiler. Die Kleine, eben noch im Kindersitz, besteht plötzlich die Führerscheinprüfung. Wir haben Geburtstag und zählen nach: Die längste Zeit ist vergangen. Der Chef geht in Rente. Wir schauen uns in der Arbeit um und stellen fest: Manche könnten unsere Kinder sein.

Meistens stellen wir dem, was leidvoll ist und schwer, unser Glück und unsere Zufriedenheit gegenüber. Wir meinen, das eine überwinden zu müssen, um das andere erlangen zu können. Dabei bewirken wir vor allem eines: Wir versinken tiefer in die Polarität unseres Scheiterns. Denn Schmerzhaftigkeit, Schmerzempfinden, Leidensdruck stellen Grundeigenschaften unserer Existenz dar.

Solange das Leben weitgehend freundlich zu uns ist, mag diese Erfahrung nur eine gelegentliche Randerscheinung darstellen.

Dann wiederum geschieht es, in einem unbedachten Moment und wir werden, wenngleich meistens nur kurz, berührt.

Jemand stirbt. Nicht im Fernsehen. Jemand, den wir kannten. Der eben noch unter uns war. Den wir gekannt, mehr noch: den wir geliebt haben.

Leiden hat so viele Gesichter. Es ist in unserem Gesicht. Täglich.

Dennoch schaffen wir es, unter oft erheblichem Kraft- und Ablenkungsaufwand, diese uralte Weisheit zu übersehen. Wir abstrahieren sie so lange, wie es möglich ist, diese Grundtatsachen unserer Existenz von uns zu weisen. Bis... ja, bis sie selbst den Spieß umdreht und bei uns einzieht.

Und das wird sie, unweigerlich und unerbittlich.

Wir wissen, dass wir nicht ewig leben können, dass wir alt werden und irgendwann krank. Wir wissen auch vom Rückgang der Tier- und Pflanzenarten und seinen Gründen. Wir wissen, dass es ungesund ist, täglich mehrfach Fleisch zu essen. Wir wissen, dass es unklug ist, Kriege zu beginnen. Natürlich wissen wir das. Wir wissen heute mehr denn je.

Es scheint nicht zu reichen, wenn wir unseren deutschen »Glücklichkeits-Index« oder das Weltgeschehen insgesamt betrachten. Wir kennen die Diagnose. Wir wissen um eine zielgerichtete Therapie. Wir könnten die Umsetzung dieses Wissens um unsere Endlichkeit zu unserer Agenda machen, als globale Gesellschaft. Es würde diese transformieren, höchstwahrscheinlich in eine friedlichere Gemeinschaft.

Wenn uns das zu monumental erscheint, dann zumindest den kleinen Teil der Weltgemeinschaft, welcher die meisten Ressourcen verbraucht und (immer noch) den größten Wohlstand erlebt.

Wir tun es nicht.

Das mag unklug sein. Es ist aber auch: zutiefst menschlich, denn es sind meistens »die anderen«, die tödlich verunglücken oder unheilbar krank werden, die ihr Hab und Gut verlieren oder deren Söhne in den Krieg ziehen müssen.

Das Blatt wendet sich, wenn es unser näheres Umfeld betrifft. Oder jemanden in unserem engsten Kreis. Oder uns selbst.

Dieses Verhalten war (und ist) Teil unserer Überlebensstrategie. Wir mussten unterscheiden lernen zwischen der bitteren, giftigen Frucht und der gesunden, wohlschmeckenden. Wir mussten differenzieren zwischen der Gruppe am anderen Ufer, die unserem Stamm Böses wollte und Unseresgleichen. Diese Denkweise hat uns bis ins 21. Jahrhundert gebracht, Krankenversicherung, Fernurlaube sowie deutlich verlängerte Lebenszeit inklusive.

Viele Menschen haben hart dafür gearbeitet, dass wir heute länger leben dürfen, uns medial global vernetzen oder früher todbringende Erkrankungen heute geheilt werden können.

Unsere eigene Zufriedenheit wird aber nur dann nachhaltig sein, wenn wir die anderen mit bedenken. Es kann in unserem Leben nicht nur um uns gehen, nicht nur darum, ob *wir* uns gut fühlen und wie lange. Unser »Besitz« wird schwinden, wenn wir so denken und handeln. Wir können das gerade weltweit beobachten. Unser eigenes Wohl ist untrennbar mit dem der anderen verbunden.

Natürlich ist es anstrengend, vielleicht sogar eine Bürde, sich jener anzunehmen – in Gedanken oder auch in Handlungen, die (noch mehr) leiden, die einfach *Pech* gehabt haben, die ohne ihr Zutun viel zu früh im Leben eine schwere Erkrankung ereilt.

Das Ausmaß des Leidens an einer lebensbedrohlichen Erkrankung hat eine völlig andere Dimension als zum Beispiel das Leiden an der Zurückweisung auf meiner Arbeitsstelle oder einer momentanen Betrübnis über mein Essverhalten. Die körperliche oder seelische Empfindung im jeweiligen Moment jedoch, sie ist die gleiche. Es ist in diesem Augenblick derselbe Schmerz.

Wir sind Brüder, wir sind Schwestern, verbunden im großen Strom eines Lebens, für das wir nichts wissentlich können und dessen Sinn sich oft erst im späteren Erwachsenenalter herauskristallisiert. Anteil zu nehmen am Schicksal anderer, ohne sich selbst darin besser oder schlechter zu stellen, ist zutiefst menschlich.

Andere Menschen können uns beglücken und ins Elend stürzen.

Dennoch ist unser gemeinsames Leiden an- und miteinander der eindeutig humanere Weg als der, unsere Artgenossen als Hindernisse in Bezug auf unsere Zufriedenheit zu betrachten, die wir umarmen oder derer wir uns beliebig entledigen können. Und nicht nur das: Es ist letztendlich der einzige Weg für ein anhaltendes Zufriedensein.

Fragen

Leiden ist oft ungerecht, grausam und nahezu unerträglich. Neben diesen Eigenschaften des Leidens, die wir alle früher oder später unweigerlich erfahren werden, stellt uns das Leiden auch Fragen. Sie zu hören, solange wir noch nicht schwer krank sind, kann wirksam sein wie eine gute Medizin – und zwar gerade dann, wenn eine Heilung nicht mehr möglich ist.

Wie begegne ich jemandem, der oder die nicht mehr lange zu leben hat?

Wie empfinde ich dabei?

Wie vernehme ich die Fragen, die mir gestellt werden?

Was bewirkt dies in mir?

Und natürlich die Frage aller Fragen: Was kann ich tun?

Was *möchte* ich tun?

Gibt es einen Unterschied zwischen den Fragen, die mir gerade von meinem Gegenüber gestellt werden und meinen eigenen?

Gibt es einen Unterschied in meinen Empfindungen bezüglich meines Leidens und »seines« oder »ihres« Leidens? Worin liegt dieser?

Woran leide ich regelmäßig?

Was hilft mir dann?

Kann ich das Leiden anderer spüren, an einem normalen Tag:

an meinem Arbeitsplatz, im Supermarkt, auf der Fahrt zur Arbeit?

Wo in meinem Körper empfinde ich es?

Was geschieht, wenn ich diesem Gefühl etwas Raum gebe?

Montagmorgen

Drei Patienten im engen Korridor an der Theke. Das Telefon klingelt pausenlos. Kurierfahrer erkundigen sich nach Päckchen, jemand sucht eine Armbanduhr. Die Pflegekraft am Tresen gibt sich alle Mühe, den Überblick zu behalten, nur ihr langsam sich auffädelnder Dutt spricht Bände.

Ärztinnen und Ärzte an Handys strömen ein und aus. Hinten im Gang ruft jemand: » ... hast Du das Taxi schon bestellt?«

»Schwester, es blutet!« Jemand hält einen tropfenden Verband hoch. Die Theke sieht nun aus wie ein Gemälde von Jackson Pollock. Boden feucht aufwischen, wo ist die neue DIN-Lösung? *Zawuck*, der kürzlich eingeführte Handschuh (dünner, billiger) platzt.

Plötzlich steht der Chef im Türrahmen. Er sucht seinen Patienten und schaut mit irritierter Augenbraue auf den Putzeimer vor ihm. Am Tresen ist der Stuhl leer. Stattdessen klingeln jetzt beide Telefone. Von hinten ruft jemand: »Ich brauch' ne Nadel in der vier!«

Bevor auch seine zweite Augenbraue den Weg nach ganz oben finden kann, ist Schwester K. bereits aus dem Nebenraum herangeeilt. Ihr Dutt hat sich vollends gelöst. Kurzes Gespräch. Der Chef verlässt den Raum.

Spürbares Aufatmen.

Stattdessen kommt *er* hinein, den niemand richtig mag.

Sie: »Einen kleinen Moment, Herr S., ich muss eben ans Telefon!«

Er: »Oh nee ..., jetzt stehe ich schon so lange in der Schlange, ich bin jetzt *dran*!«

Sie: »Herrje, ich habe doch gesagt, einen kleinen Moment noch, bitte.«

Er: »Wissen Sie nicht, wie schön es heute da draußen ist, der perfekte Maimorgen.«

Sie: »Ich habe keine Zeit, aus dem Fenster zu sehen und wenn ich es könnte, würde ich nur neidisch werden«.

Er: »Ich möchte gleich mit meiner Frau ans Wasser gehen, Eis essen, Wellen gucken.«

Sie: »Sie haben's gut. Einen Augenblick noch, bitte.«

Er: »Nein, nein und nochmals: Ich habe *nein* gesagt! Ich kann keine Sekunde länger warten!«

Er, nunmehr rufend: »Ich habe schließlich nicht mehr so viel Zeit wie Sie!«

Beide schauen einander das erste Mal an.

Aus seinen dunklen Augen spricht nackte Verzweiflung.

Aus den ihren die Verwunderung, welche entstehen kann, wenn man plötzlich etwas lange Verlorenes wiederfindet.

A.

Weich geschwungen lehnt sich die kleine Landstraße in die wogenden Felder. Vorbei an gerade noch blühenden Fliederhecken und Pferdekoppeln erinnere ich unser erstes Treffen. Skeptisch blickt sie mich damals an. »Neue Ärztin?«

Pause. Sie wendet ihren Blick dem noch immer auf voller Lautstärke kreischenden Fernsehsender zu, ein Ratespiel. Schließlich stellt sie den Ton ab. Nun sehen die überschminkten Gesichter aus wie Pantomimen in einem albernen Spiel.

»Sie sehen ja noch recht jung aus. Ich habe komplexe Symptome, verstehen Sie? Können Sie das?« Sie schaltet den Fernseher ganz aus.

»Und essen könnten Sie auch einmal etwas.« Ihr missbilligender Blick von unten nach oben erinnerte an den meiner Mutter. Ich atme leise ein. Das wird nicht einfach werden.

Sechs Monate später haben wir uns aneinander gewöhnt. Sie ist inzwischen zu Hause. Wenn ich komme, sitzt sie meistens mit breitem Hut auf der in die Wiesen übergehenden Terrasse und hält Hof. Manchmal steht da mittags ein Campari, manchmal ein Espresso.

Ihre vielen Freunde und Bekannte wirken nie angestrengt, obschon sie auf deren kontinuierliche Unterstützung in alltäglichen Dingen angewiesen ist. Ich bewundere die Leichtigkeit, mit der sie, immer noch körperlich stark eingeschränkt, ihre Tage zu Hause organisiert.

Normalerweise stehen bei meinen Besuchen alle Türen offen und jemand ist bereits da.

Heute aber beschleicht mich ein ungutes Gefühl, als ich den Kiesweg betrete. Vor der verschlossenen Tür liegt ein gelbes Paket, es ist seltsam still.

Ich fische den Haustürschlüssel aus dem Versteck hinter den Blumen und trete ein. Auf meinen Ruf folgt eine kaum vernehmbare Antwort.

Sie liegt quer im Bett, fahl, flache Atmung, ein müdes Lächeln. Im Bett verstreut sind Gläser, ihr Handy, eine Tablettenschachtel, ein Spuckbeutel. Sie hält sich den Unterbauch und stöhnt.

»Krankenhaus?« frage ich leise. Ein müdes Nicken.

Während sich der Rettungswagen auf den Weg macht, gibt sie mir Anweisungen, was zu packen sei. Kurz darauf ist sie schon wieder eingeschlafen.

Der Nachbar raucht im Carport und nickt beiläufig, als ich ihm sage, dass Frau A. ab jetzt wieder im Krankenhaus ist. Dann widmet er sich erneut seinen Rauchwölkchen.

Plötzlich steht der Sanitäter im Raum und fragt mich nach meinem Namen. Als ich ihm sage, dass ich nicht die Patientin bin, wirkt er enttäuscht. Als ich ihm dann noch sage, dass ich die Ärztin bin, hebt er seine imposanten Brauen und mustert mich von der Seite, während ich mit seinem Kollegen die Übergabe mache.

Frau H. zeigt keine Regung, als ich ihr die Spritze gebe. Sie öffnet kaum die Augen, als sich die Türen des Wagens hinter ihr schließen. Die Herren werfen mir einen anerkennenden Blick zu und lassen den Kies tanzen.

Ich kehre zurück ins Haus, schalte den Sauerstoffkonzentrator ab und schließe die Fenster. In der Küche versichere ich mich, dass alles ausgeschaltet ist. Mein Blick fällt auf die Schiefertafel, die an den Kauf von Speiseöl erinnert. Auf dem Fensterbrett stehen leuchtende Erdbeeren. Ich stelle sie in den Kühlschrank neben die angebrochene Joghurtschale. Als die Tür den Gummi ansaugt, schlägt im Wohnzimmer die Uhr. Ich zucke zusammen und plötzlich weiß ich: Sie wird nicht wiederkommen. Sie und ich, wir hatten soeben die letzten wachen Minuten im Leben der Frau A.

Plötzlich scheint ihr Mobiliar längere Schatten zu werfen.

Ich schaue mich ein letztes Mal um. Überall Reste aus ihrem Leben.

Unfertiges, Angefangenes, Erinnertes, Geplantes, Vergangenes, Erträumtes. TikTikTik.

Auf der Rückfahrt hole ich den Krankenwagen ein und folge ihm, bis er in Richtung Krankenhaus abbiegt. Obschon ich mich innerlich verabschiede, bin ich völlig überrumpelt, als mir abends vom Tod der Frau A. berichtet wird. Sie sei gar nicht mehr wach geworden.

Betörend

Junilanges Crimsonrot
Taugolden Dein Gewand
Jede Woge
Samten mächtig
neue Wege
Fadenzarte Linien
Fernstreben
Und verwehen
So auch Du
Köstlich und verboten
LaszDiv und lebensfeurig
Die letzte
der allerletzten Beeren
aus dem himmlischen Garten
der scheidenden Frau A.

Übergabe

Mein Kollege war nur wenige Tage im Urlaub. Nach seiner Rückkehr besprechen wir die Geschehnisse auf seiner Station während seiner Abwesenheit. Etliche seiner Patienten sind inzwischen verstorben. Als wir beim letzten Zimmer angelangt sind, fragt er unvermittelt: »Und Herr O.?«

Wir blicken zu Boden.

»Auch ... weg?« fragt er betroffen und schiebt sofort entschuldigend hinterher: »Ich meine, ... tot?«

Sein schmerzender Blick wird den ganzen Tag über mit mir sein.

Alltagssorgen

Ein hektischer Montagmorgen in der Ambulanz. Überall Akten, Papierstapel und Menschen, die kommen oder gehen. In der einen Ecke die geschäftige Patientenaufnahme, dahinter bimmelt das Telefon nahezu ununterbrochen.

In einem anderen Winkel bereitet eine Schwester den morgigen Tag vor. Inmitten der hohen Türme aus Karteikarten zu beiden Seiten wirkt es, als ob sie aus einem Fenster schauen würde. Der Kurierfahrer ruft durch den Raum, während ich ein Rezept aushändige und dem wartenden Taxifahrer bedeute, dass unser Gespräch beendet ist und er das Ehepaar nach Hause fahren kann.

Meine Kollegin betritt telefonierend das Zimmer, nimmt eine Akte und verlässt, immer noch redend, den Raum. Plötzlich geht die Türe auf und einer meiner Patienten kommt herein.

Er hat heute keinen Termin. Sogleich wird es leiser im Raum, hektisches Aktengesuche beginnt, die Umstellung auf die digitale Akte ist erneut verschoben worden. Vorwurfsvolle Blicke stieben in seine und in meine Richtung. Er merkt das sofort und bietet unterwürfig an, seine Akte selbst aus der Patientenannahme zu holen. Als sich die Türe hinter ihm geschlossen hat, widmen sich die Schwestern erleichtert dem gewohnten Chaos, die Lautstärke steigt wieder an.

Ich spüre Unmut in mir hochwabern. Was sind wir eigentlich? Ein Bestelldienst oder eine Ambulanz in einem Akutkrankenhaus der Schwerpunktversorgung? Als ich gerade meine inneren Wogen etwas geglättet habe und seine Akte aufnehme, schaut mein Kollege mir über die Schulter, einen Kaffee in der Hand.

Er wundert sich: »Was will *der* denn schon wieder?«

»Er möchte nochmal reden, über die neue Therapie«, sage ich und strebe Richtung Wartezimmer.

»Also dafür ...«, sagt er, bereits auf dem Weg hinaus, »sind wir ja nun wirklich nicht auch noch da.«

W.

Sein Zimmer ist kahl geblieben in all den Wochen. An der Wand hängt eine Postkarte aus dem Süden, unbeschriftet und unfrankiert. Auf dem Nachtisch ein altes Familienfoto, ein kleiner Wecker, ein nacktes Kreuzworträtsel. Er wirkt nachdenklich, wie immer. Herr W. war ein stiller Mann, der nicht gerne klingelte und am liebsten allein zu sein schien. Stumm bedeutet er mir, mich zu setzen. Wir schweigen ein bisschen, nur das Summen der Morphinpumpe ist ab und zu hörbar. Seine Haut ist fahl geworden in den letzten Tagen, fast durchsichtig scheint sie jetzt im Abendlicht. Vorhin hatten wir mit ihm und seiner Frau über die nun anbrechenden letzten Tage gesprochen. Er beteiligte sich rege, zeigte sich dankbar für die bisherige Begleitung und die häufigen Besuche seiner Familie. Er sprach von sich aus das Beerdigungsunternehmen und seinen Musikwunsch bei der Aussegnung an: nüchtern, fast zu nüchtern – wie immer.

Nun jedoch scheint ihn etwas zu bewegen.

«Ich möchte«, beginnt er, »Ihnen etwas Wichtiges sagen. Sie müssen es gut behalten.«

Die Worte strengen ihn an. Die Nase wird blass und scheint sich in die Weite vor ihr zu verlieren. Ich verspüre den Impuls, ihn zu beschwichtigen, merke aber auch, dass er es mir nicht verzeihen wird, wenn ich ihn abwiegele. Also warte ich und zähle die Krokusse auf der Wiese.

Schließlich holt er tief Luft und sagt unter spürbarer Anstrengung: «Das war nichts. Wie ich es auch drehe und wende, es war einfach: nichts.«

Seinen zutiefst verzweifelten Gesichtsausdruck werde ich nicht vergessen.

Wenig später wird er schläfrig und verstirbt ein paar Tage darauf.

Seine Worte aber werde ich immer als sein edles und eindrückliches Vermächtnis bewahren.

C.

Wir sitzen einander gegenüber und schweigen. Er schaut aus dem Fenster, während seine Frau lautlos weint. Es sind dicke Tränen, die ihren Weg gut zu kennen scheinen. Bereits in Wangenmitte stieben sie auf die Trutzburg ihrer im Schoß ruhenden Handtasche und verleihen der Situation eine subtile Dynamik.

Ich hole tief Luft und wiederhole nochmals, worüber wir bisher gesprochen haben: eine weit fortgeschrittene Erkrankung ohne Aussicht auf Heilung. Eine Therapie mit etlichen potenziellen Nebenwirkungen, welche die seit einiger Zeit bestehenden Beschwerden hoffentlich lindern kann. Eine sehr geringe Wahrscheinlichkeit, der Abiturfeier des Sohnes im Sommer beizuwohnen, und die dringende Notwendigkeit, richtungsweisende Angelegenheiten im eigenen Betrieb zügig zu regeln.

Schlussendlich scheinen alle momentanen Fragen beantwortet zu sein. Wir haben einen Behandlungsplan und einen Zeitpunkt für das nächste Treffen vereinbart.

Als wir uns erheben, sehe ich feine Schweißperlen auf seiner Stirn. Herr C. lächelt zum ersten Mal. Er bedankt sich.

Bereits in der Türe wendet er sich nochmals um: »Aber die Enkel kann ich schon noch aufwachsen sehen, oder?«

K.

»Ich habe immer alles wieder hingebogen, mich reingekniet, oft nächtelang. Wenn ich (mit dem Auftrag) fertig war, dann stand alles kerzengerade und war tippitoppi. Jetzt steht nichts mehr, rein gar nichts mehr.«

P.

»Wissen Sie, was das Schwerste ist?

Meiner Frau beim Rasenmähen zuzuschauen.«

G.

Blass-grünlich sieht sie aus, die Decke fast bis zur Nasenspitze gezogen, daneben ihr bedrückt aussehender Sohn, der ihre Hand streichelt. Ich stelle mich als ihre neue Ärztin vor, sie blickt weiter unbeteiligt zur Decke. Ich frage nach der Vorgeschichte, obschon ich den letzten Bericht aus dem Krankenhaus gelesen habe. Sie empfiehlt mir, weiterhin die Decke betrachtend und mit überraschend fester Stimme, diesen zu studieren. Ich beuge mich, immer noch stehend, etwas weiter vor und versuche es nochmals: «Ich würde es gerne von Ihnen hören.«

Es dauert eine Weile, dann blickt sie mich an und sagt: «Ich sterbe. Was gibt es dazu noch zu sagen?«

Mein nächster Besuch verläuft nicht viel besser, die Schwestern hatten mich auf starke Übelkeit aufmerksam gemacht. Meine Vorschläge von Medikamenten für mehr Wohlbefinden werden mit großer Skepsis aufgenommen.

»Ihre Chemie«, so schnaubt sie, während sie das Medikamentöpfchen auf dem Nachttisch demonstrativ umdreht, hat mich hierhergebracht! Ich schmecke nichts mehr, rieche nichts mehr, esse nichts mehr und wenn ich es versuche, kommt es retour. Und sie schlagen mir das Ganze von vorne vor!«

Am Abend, nach einem langen Tag des Würgens, dürfen wir ihr schließlich etwas verabreichen. Am nächsten Morgen auch. Am Nachmittag lächelt sie ein bisschen, als ich hereinkomme. Obschon ich sehe, dass es ihr besser geht, frage ich nach ihrem Befinden. »Mir ist nicht mehr schlecht. Ich hatte etwas Suppe, sie ist dringeblieben. Jetzt freue ich mich auf Tee und ein paar Kekse.« Sie nickt mir beinahe anerkennend zu und sagt dann, fast heiter: »Das ist immerhin ein großer Fortschritt im großen Rückschritt.«

K.

»Er ist ja gar kein Flüchtling«, sagt sie, wobei sich ihre Mundwinkel nach unten bewegen. »... nur so ein Medizinflüchtling. Er hat seine Chance gehabt. Wir können nichts mehr für ihn tun.« Nach der gemeinsamen Tumorkonferenz blicken wir ihr nach, während sie schulterzuckend den Treppenabsatz nimmt und sich dabei über die Seiten ihres weißen Kittels streicht.

Herr K. kommt aus Armenien. Dort hat er bei der Bahn gearbeitet. Als die Luftnot schlimmer wird, macht der Arzt ein Röntgenbild. Es verheißt nichts Gutes.

Er verkauft alles, leiht sich Geld bei Verwandten und flieht im Bugwind der Flüchtlingskrise auf abenteuerlichen Wegen zu uns.

Nun sitzt er auf seinem Bett, schnappt bei kleinster Anstrengung nach Luft und blickt alle mit klagenden Augen an. Die erste Therapie hat versagt, die zweite ebenso. Die dritte ist nebenwirkungsreicher und sie kostet »uns« ein kleines Vermögen.

Er spricht keine unserer Sprachen. Sein gesamter Besitz passt in eine Tasche am Bett, die ihm das Rote Kreuz geschenkt hat.

Vor ca. 75 Jahren waren 12 bis 14 Millionen Deutsche auf der Flucht.

Zufällig war ich nicht dabei. Zufällig habe ich Krankenversicherung, Wohnung, Kühlschrank, Auto, Beruf.

Er winkt mich heran und legt ein kleines Bündel auf die Decke. Sorgfältig packt er es aus und drückt etwas Rohes in meine Hand.

Es ist ein armenisches Kreuz. Er deutet auf uns beide und faltet die Hände.

»*One*« sagt er zum Abschied.

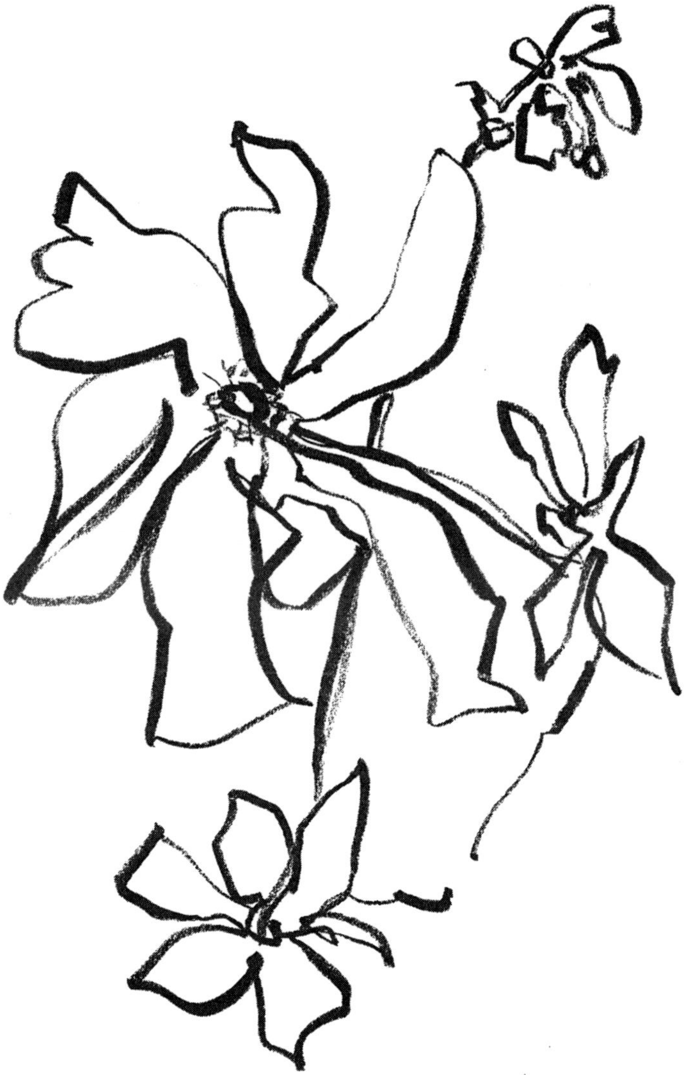

VOM ENDE HER DENKEN

Patiententräume

Vier Uhr nachts
Westwind
Bin ich es
oder sie
Irgendwo
knarrt das Gebälk
Dann wieder Stille.

Nordische Diele

Das leere Haus
der Inseluhren
entwohnt

der weite Rasen
friedhofskurz

was bleibt
ist die Erinnerung
bis auch sie
von dannen
ziehen wird.

Anna B.

Ach Doktorin
was ist geworden aus mir
schau meine Arme
wie nasse Wäsche im Wind
kein Gürtel kann mich mehr halten
Appetit, das war mal
und nun
noch eine Therapie?

Aber die Milz
sie ist doch schon kleiner
finden Sie nicht

ach so
welche Milz?
Lass mich fühlen
ach hier
ja stimmt
die hat wohl
auch abgenommen
so verschwinden
wir beide
gemeinsam

Da blitzt sie mich an
die Milz und Frau B.
in ihren Augen

ein Jahrhundertschalk
den ich nie
vergessen werde.

Echo

An manchen Tagen
rufen sie mich
Aus der See von Ise
Einer nach dem anderen

Vielleicht
ziehen sie
bald meine Karte
Schade eigentlich
Und auch
wiederum nicht.

Distanz I

Nachts schlaflos
Patienten
Gesichter
Geschichten
Lebenslinien

Meine
ist auch
Darunter.

Distanz II

Drei Uhr morgens
Allein mit dem Tee
Der tickenden Uhr
Dem brummenden Kühlschrank
Und Euch.

Full circle

Auftauchen
Abtauchen
Wiederkehren
Bleiben
Zurückfinden
Ein Atem
Bis auch dieser
Verweht.

Dereinst

wird es an mir sein
Hände gefaltet
Fenster geöffnet
Laken gerichtet
Papiere geordnet

Umbetten in Holz
Ausrollern
Abfahren
Kühlkammer
Feuersbrunst
Holzkiste

Erde Licht Wellen Wolken
Ich will nicht
Wenngleich sich
das letzte Ende
gerade gar nicht
so schlecht anfühlt.

Requiem

Am Fluss entlang
Wie Du
gleiche Zeit

Anderer Fluss
Selber Strom

Er nahm Dich auf
und ließ mich winkend zurück
mit Schlehen
Weißdorn
Schmerzen
und einem Klagen
das niemals versiegt.

F's Bogen

Das leere Blatt
malt
Weiße Linien
mit Pinseln aus Schnee

Du schreibst mir
ohne Stift und Hand

Täglich
lese ich Dein Buch
Ohne Schrift
Name oder Klang.

Für EWM

Im letzten Licht
Nach Mitternacht
Breitet die Erde
Ihre Arme aus
Die volle Pracht
Von gestern
spiegelt sich
Im Heute
Und weist
den Weg
In ein Land
Dessen Name
Auf die Woge
hinter meinem Ohr
Gemalt wurde.

Ewig

Die Zeit
tanzt gläserne Perlen
Aus Muschelwolken
und Sandregen
Ans wogende Firmament

Himmel und Erde
Ein Land
Abenddämmerung
An der Nordsee.

Das Zimmer ist leicht verdunkelt. Draußen rauschen die Pappeln. Stimmen von der Nachbarterrasse. Ich bin leise hineingegangen, um ihn nicht aufzuwecken.

Mit seinem schmal gewordenen Gesicht und der edel geschwungenen Nase ähnelt er einer Pieta. Einer *vorzeitigen* Pieta.

Lange Wimpern schützen seine spitzen Brauen, die jedoch gerade entspannt wirken. Er wollte mich sprechen. Soll ich wieder gehen? In dem Moment öffnet er die Augen, ein kurzes Lächeln. Pause.

Er bedeutet mir, mich hinzusetzen. Pause. Der Brunnen plätschert, nebenan wird ein Sonnenschirm aufgeklappt. Sommerwind.

»Ich habe begonnen«, sagt er mit seiner weichen Stimme, »die Dinge vom Ende her zu denken.«
Wir nicken uns zu, während unser Blick auf seine neben ihm schlafende, kleine Tochter fällt.

Was würde passieren, wenn wir unser Denken und Handeln danach formten, wie wir es einmal rückblickend betrachten werden? Was würde geschehen, wenn wir es unter dem Aspekt einer stark begrenzten Lebenszeit ausrichteten?

Würden wir immer noch dem langsam Anfahrenden hupen, die kleine Bemerkung über unsere erneut erkrankte Kollegin im Flur fallen lassen, uns über des Nachbarn herabfallendes Laub in unseren Garten ärgern, die wütende Email umgehend abschicken?

Um unterscheiden zu können, um für das Überleben unserer Art zu sorgen, mussten wir vergleichen und analysieren. Gesellschaftlich üben wir heute vor allem ersteres, denn ein großer Teil unseres bemerkenswerten Fortschritts beruht auf Messbarkeit. Um Dinge miteinander vergleichen zu können, muss ich ihnen normierbare Eigenschaften zuteilen. Im Zuge dessen findet eine Verallgemeinerung statt, der jeweils größte gemeinsame Nenner zählt. Das zieht unweigerlich eine Praxis der Gegenüberstellungen mit sich. Das zu Analysierende wird ver-objektiviert. Es findet daher eine Distanzierung statt.

Eine Folge daraus ist ein Abstandnehmen, ein Differenzieren, eine Versachlichung. Wir unterscheiden Werte, wir vergleichen Zahlen, Bilder, Produkte. Das gilt auch für menschliche Eigenschaften: von Industrieprozessen bis hin zum Gesundheitswesen. Damit geht einher, dass alles in diesem Prozess zu einer Art Ware wird, einschließlich unserer selbst.

Grundsätzlich ist das nicht falsch, natürlich muss ein Arzt zum Beispiel Laborwerte analysieren und CT-Bilder miteinander vergleichen können. Hält diese Tendenz jedoch Einzug in Bereiche, die außerhalb der Werkzeuge liegt, die wir für unseren Alltag benötigen, kann sie zu einer habituellen Energie werden, die mit einer inneren Entfremdung einhergeht.

Alles außerhalb »meines« Zirkels mutiert dann zu einem auch emotional entfernten Vorgehen. Dies wird bestenfalls als »neutral« angesehen, häufig jedoch als »andersartig«, als »beunruhigend« betrachtet. Die Folge ist nicht selten die Erfahrung einer inneren Ablehnung des jeweiligen Objektes.

Wie mit vielen Dingen, die zur Gewohnheit werden, kann dieser Überlebensmechanismus uns schaden, wenn wir ihm keine Alternative zur Seite stellen, mit der wir etwas flexibler auf die vielfältigen Herausforderungen unseres neuzeitlichen Alltags reagieren können.

Dies geschieht zum Beispiel, wenn ich auch einmal »vom Ende her denke«: Was ist mir wirklich wichtig, was erfreut mich nachhaltig, was zählt?

Schnell machen wir die Feststellung vieler chronisch Kranker: weniger von dem, was wir dachten, mehr von dem, was wir bisher eher übersehen haben; das Sonnenlicht am Morgen, das Lächeln eines geliebten Menschen, der Geschmack eines Butterbrotes.

Vom Ende her zu denken, bedeutet zunächst: Aufmerksamkeit. Wir wenden uns hin. Wir schauen, mit all unseren Sinnen. Wir sehen nicht nur, sondern wir riechen, schmecken, hören, fühlen.

Wir lauschen unserem inneren Echo. Irgendwo wird etwas in Schwingung versetzt, plötzlich kommt leichter Wind auf. Wir spüren, wo wir in unserem Körper wahrnehmen. Wie es sich anfühlt, welche Bilder, welche Erinnerungen diese Betrachtungsweise in uns hervorruft. Wir verweilen mit dieser Energie und machen uns mit ihr vertraut. Die Bewegung wird spürbar, weil wir uns ihr zuwenden. Diese Schwingung, eine kaum merkliche innere Veränderung, hat transformatives Potential. Die Ausweitung unserer Sichtweise auf Aspekte unserer Selbst, die wir bisher als nicht zu uns selbst gehörend erkannt haben, wird uns verändern.

Subjektivierung beginnt in uns. Sie nimmt ihren Lauf als diese erste hauchzarte, gerade eben noch spürbare Bewegung. So unsichtbar diese ist, wird sie uns in die Lage versetzen, das Hören und das Erkennen des anderen in uns selbst nachzuempfinden.

In der Folge wird auch der Schmerz der anderen und der, den ich selbst verspüre, verwoben und miteinander verbunden werden. Die Erinnerungen an meine eigenen Schmerzen und Verletzungen begegnen jenen, die in dem Moment »von außen« hineinkommen. Es findet ein Austausch statt. Vergangenheit und Gegenwart an einem Tisch. Es geschieht ein Erkennen. Im Zuge dieser neuen Vertrautheit wird mein eigenes Leiden nicht kleiner, aber durch die Bezugnahme auf das Schicksal einer weiteren Person wird es etwas weniger individuell, etwas weniger persönlich.

Nicht nur ich gebe mir selbst die Schuld, wenn etwas misslingt.

Nicht nur ich bin ein Opfer der Einwirkungen von Mächten außerhalb meiner selbst.

Nicht nur ich bin »nackt« all den Widrigkeiten ausgesetzt, die mit mir geschehen, einschließlich einer lebensbedrohlichen Erkrankung.

Und vor allem: Nicht nur ich bin damit allein.

Im Austausch mit dem Leiden anderer wird der andere zu meinem Subjekt. Ich selbst werde darüber etwas mehr, ein klein wenig nur, zu meinem eigenen Objekt. Ich werde zu meinem

Betrachter. Ich verwische die Spurrillen des »mein« und des »dein«. Als Praxis, wohlbemerkt, als das Angebot einer alternativen Sichtweise.

Diese interne Veränderung kann eine heilsame Wirkung ausüben auf Anteile unserer selbst, die nunmehr mitbetrachtet werden möchten, auch wenn sie unschön sind, schlecht riechen oder wir uns ihrer schämen. Sonst würden wir sie nicht im anderen erkennen. Indem wir den oft jahrelangen Widerstand gegen diese Teile in uns aufgeben, verheilt etwas in uns. Es geschieht einfach. Wir können die dann freiwerdende Energie, die erforderlich ist, um diesen Wall ständig und überall aufrechtzuerhalten, umwandeln: in etwas Leichteres, Flexibleres. In etwas, das uns glücklicher macht als die ständige Verteidigung von Vergangenem, von seit frühester Kindheit unzählige Male abgespulten Denk- und Handlungsmustern, die uns jedes Mal noch mehr leiden lassen. Indem wir Subjektives und Objektives angleichen oder zumindest sich annähern lassen, heilen wir die Vergangenheit mit unserer Gegenwart und bereiten uns so auf die Zukunft vor.

Jede soziale Handlung, so klein oder groß sie auch sein mag, folgt zu einem späteren Zeitpunkt unweigerlich als natürliche Konsequenz.

Die Angleichung und der Austausch von Subjektivem und Objektivem mag sich ungewohnt anfühlen. Im Zuge unseres Lebens jedoch zielen wir auf eine Egalisierung hin, die durch den beschriebenen Blickrichtungswechsel nur vorweggenommen wird: unser Lebensende. Es ist für uns alle unvermeidlich, und es ist für uns alle gleich.

Wenn die Uhr tickt, sehen wir genauer hin, wird Zeit an sich kostbarer.

Es ist mehr als weise, mit den Augen des anderen und mit den Augen von mir *und* dem anderen zu sehen, bevor wir schwer krank werden. Es ist auch klug, dies zu tun, bevor wir, zusätzlich zu allem anderen, selbst körperlich schwer belastet werden.

Dieser Perspektivenwechsel, der unsere gegenseitige Verbundenheit in den Vordergrund stellt, kann uns, jetzt und in der hoffentlich noch fernen Zukunft, eine verlässliche, jederzeit verfügbare, nebenwirkungsfreie Medizin anbieten, unabhängig von unserem Krankenblatt oder unseren körperlichen Einschränkungen.

Fragen

Reflektiere für einen Moment die Diagnose einer lebensverkürzenden Erkrankung. Was würde ich verändern, wenn mir noch drei Monate blieben?

Was ist mir, unter diesem Aspekt, jetzt gerade wirklich wichtig?

Wie, mit welcher Haltung, möchte ich meine Tage leben?

Was gibt es noch zu sagen, noch zu fühlen?

Was gibt es noch zu tun?

Nimm dir eine Viertelstunde Zeit, während der du alltägliche Dinge tust: abwaschen, zur Arbeit fahren, Gartenarbeit, einkaufen ...

Anstatt dabei den üblichen Gedanken nachzugehen, übe mit dem Satz:

»Alles, was ich gerade sehe und höre, ist meines«.

Beschreibe, was du beobachtest.

F.

Freitagnachmittag, die Schwestern sind längst zu Hause. Ich denke an ein freies Wochenende, das Meer, mein Abendessen. Gerade als ich das Telefon ausschalten möchte, klingelt es.

Der Vater bringt sie und wartet draußen, wie immer. Japsend sinkt Frau F. auf meinen Stuhl. Dicke Tränen perlen aus diesen hellen, grünen Augen.

»Ich kann nicht mehr.«

»Warum erst jetzt, so spät?«

»Es war so schön«, sagt sie leise.

Wir blicken auf ihren ballonierten Bauch. Der kleine Nabel wippt in seiner hochgespannten Verzweiflung wie ein im Sinken begriffenes Boot.

»Ja«, sagt sie und streicht liebevoll über Millionen von Tumorzellen, »Anfangs war es so schön. Einfach nur schön. Wenigstens ein Mal.

Fühlen wie das ist: schwanger.«

L.

Trotz Sauerstoffgabe liegt sie kurzatmig in ihrem Bett. Auf dem Nachttisch hat sich alles versammelt, was es für einen weiteren Morgen in Ausnahme braucht: Nagelschere, Kekse, Kreuzworträtsel, Bonbons, Fernsehprogramm, Telefon, Spucktüte, Creme.

»Einer der Vorteile vom Leben allein besteht darin«, so sagt sie und fischt behende nach einem Taschentuch, »dass man lernt, die Dinge im Voraus zu planen«.

Sie deutet auf ihr Morgenreich und sinkt zufrieden ins Kissen.

Als der Verbandswechsel gemeinsam mit der Pflegekraft beendet ist und wir beide uns in Richtung Tür bewegen, erreicht uns eine Frage, welche die anklingende Zufriedenheit angesichts unserer erfüllten Aufgaben und ihres augenscheinlichen Wohlbefindens, durchpoltert: »Ich wollte übrigens im Herbst nach Neuseeland reisen. Waren Sie vielleicht schon einmal dort?«

Sagen wir jetzt: »Sie wissen schon, dass Sie in einem Hospiz sind?«

Oder: »Das ist ein schöner Traum.« Oder: »Wie meinen Sie das?«

Wir entscheiden uns für keinen der Lehrsätze aus »Palliativ heute«, sondern stürzen uns in eine angeregte Unterhaltung über den Milford Sound, Wasserfälle und das Aufwachen am Strand. Mit gerötetem Gesicht verabschiedet sie uns:

»Ach, wie herrlich! Wo bin ich gleich wieder?«

A.

Alle fanden ihn »schwierig«. Er nahm seine Schmerzmittel nie nach dem vorgegebenen Plan, klagte dennoch beständig über ungenügende Schmerzkontrolle und unsere Unfähigkeit, ihm diese zu lindern. Er wollte Therapie, dann wieder nicht, dann »nur ein bisschen«. Er wollte nach Hause, aber nur mit Pflegegrad >3, was aktuell nicht gerechtfertigt war und wurde deswegen wütend auf uns.

Dann wiederum äußerte er den Wunsch nach umgehender Verlegung in ein Hospiz. Er klingelte ständig, auch wegen Kleinigkeiten und rauchte dauernd im Zimmer. Er verfluchte unser Essen und wollte doch keine »Wunschkost« bestellen.

Mürrisch mustert er nun die neue Doktorin. Unter seinem Hemd lugt eine lange silberne Kette, an der zwei Schwerter aus Bernstein befestigt sind.

»Herr A., darf ich das einmal ansehen?« fragt sie zaghaft.

»Mich?«, fragt er erstaunt.

»Ja, Ihre Kette.«

Herr A. erzählt ihr wenig später, dass er als gelernter Feinmechaniker und Langzeitarbeitsloser hierin ein Hobby gefunden habe. Er erklärt ausführlich, wo er den Bernstein findet und welche Verankerung zwischen Stein und Metall die jeweils beste ist.

Zu seinem Abschied von der Station lässt er sie rufen und sagt zu ihr: »Sie sind die einzig Vernünftige in diesem Laden. Bleiben Sie bitte genauso, wie Sie sind.«

Später, bereits am Aufzug, schenkt er uns allen ein Lächeln.

Das erste.

Y.

Exposition

Ihr schmal gewordenes Gesicht hat alle weichen Konturen abgelegt. Wie Klippenvorsprünge treten die Kieferknochen beim Sprechen hervor. Sie ruhen auf flinken Säulen, die ihren Hals konturieren und sich bei jeder Bewegung in anderer Formation zusammenzufinden scheinen. Wie ein letztes Lied auf einer Klaviatur ohne Obertasten.

Die Morphinpumpe summt, ihre Nasensonde hüpft beim Sprechen. Diverse andere Ableitungen umranken ihr Bett wie vorzeitige Memorabilia. Auf dem Nachttisch hat sich die Garnitur an Spucknäpfen mit Erinnerungsbüchern für ihre Kinder angefreundet, dazwischen lugt eine Näharbeit hervor.

Aufrecht sitzend in ihrem Reich, die Terassentür halb offen, lächelt sie mich an.

»Es ist so schön hier, ich bin glücklich heute. Endlich. Sollte ich jetzt eine gefrorene Beere lutschen, was meinen Sie? Vielleicht bleibt die ja mal drin.

Nun komm, kleine Beere, leiste mir etwas Gesellschaft. Sei einfach mein Steak mit Kartoffelpuffern, was meinst Du?«

Kichernd hangelt sie nach der Eisschale.

Als wir uns verabschieden, verbeugt sie sich, Handflächen zusammen. Ihre Haltung hat etwas Entschlossenes, ihr Strahlen etwas Transparentes, Luzides.

In dem Moment ahnen wir beide, dass ihre letzten Tage angebrochen sind.

Durchführung
Drei Menschen am folgenden Sonntagabend im Norden. Kommen und Gehen. Fallen und Fliegen. Lächeln und Schweigen. Anfang und Ende. Anfang und ...

Reprise
Das Zimmer im Halbdunkel. Zarter Zitrusduft. Blumen. Feiner Sternenhimmel. Ein Amethyst. Ihre musischen Hände. Ein Schutzengel. Draußen gehen die Lichter an. Vogelstimmen. Pappelrauschen. Ich verbeuge mich und schließe leise die Türe.

»Schön sieht sie aus. Friedlich«, sage ich zur diensthabenden Schwester.

Sie nickt verträumt. »Ja, das finde ich auch«, meint sie beim Anrichten einer Infusion, »ich werde die Nacht über regelmäßig nach ihr schauen. Denn selbst wenn wir nicht mehr hier sind, verändern wir uns. Da muss ich doch nachsehen, oder?«

Coda
Auf dem Weg zum Parkplatz winkt das Nachbarskind. Es schaut etwas zerzaust aus, trägt Katzenauge und Schokomund. Ein Schuh fehlt. Auf dem anderen Bein hüpfend, ruft sie: »Kindergeburtstag!« Ich winke zurück. »Und was hast Du gemacht?«, fragt sie neugierig. »Ich war in unserem Garten und habe nach den Pflanzen geschaut.« Sie nickt zustimmend. »Das ist gut. Alle Pflanzen brauchen Hospiz.«

E.

Im Garten das helle Klingen der Handwerker. Durch das halb geöffnete Fenster zieht ein Hauch von Westwind.

Sie winkt mich zu sich heran.

Der Schimmer ihrer bernsteinfarbenen Haut lässt ihr volles Haar leuchten wie einen Lichtkranz.

Zu schwach zum Aufrichten fischt sie, dennoch behende, nach ihrem Handy. »Heute ist der 2. April«, sagt sie mit fester Stimme. »Ich möchte Sie bitten, mich in den Mai zu tragen. Viel ist es nicht mehr«, sagt sie mit einem sarkastischen Unterton und zupft an ihren Armen. Langsam sinken die Hautfalten wieder auf ihr federloses Kissen.

»Ich möchte gerne im Mai sterben. Das sieht einfach besser aus. Die fünf ist rund und elegant, die 4 spitz und irgendwie grob. Die 5 hingegen, ... versprüht Hoffnung und Leben und Energie – alles, was ich fast nicht mehr besitze.«

Wir schweigen.

Als ich denke, sie ist eingeschlafen, sagt sie mit weicher Stimme: »Es ist auch so in Ordnung. So wie es ist und so wie es kommt. Ich bin bereit. Die Tränen sind geweint, die Abschiede ausgesprochen. Mein Sohn hat gelernt, zu kochen. Es ist gut so.

Und doch,« sagt sie und richtet sich zu meiner Verblüffung kerzengerade auf:

»... der Mai wäre einfach wunderbar. Und bitte so wenig Medizin wie möglich.«

Sie faltet die Hände und blickt mich erwartungsvoll an.

Ich beschließe, ihr zu folgen und mich die nächsten vier Wochen noch einmal besonders anzustrengen, obschon mir meine Erfahrung, was ihre verbleibende Lebenszeit angeht, etwas anderes sagt.

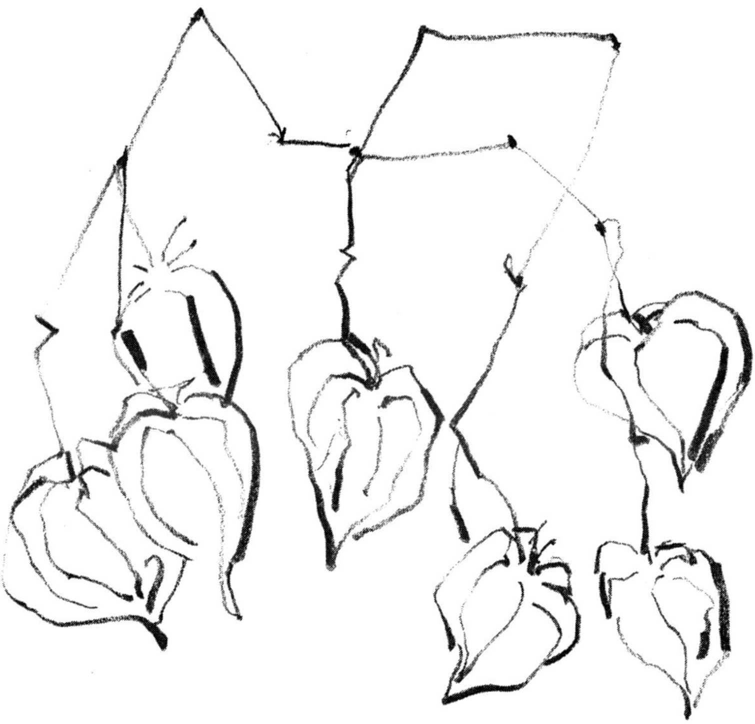

DEM ERLEBTEN WORTE GEBEN

Im Mai

Das haben Sie gut gemacht
sagt Frau F.
Ihr langer Abschied
im gelben Gewand
zur Rapsblütenzeit.

Wiese

Er sitzt auf dem Bett
Ein Sperling mit gebrochenen Schwingen
Ich hatte den Traumjob
Die schönsten Städte
Ein Haus bei Hamburg
Mit weißem Zaun
Obstbäume im Garten
Ferien auf Sylt
Mein kleiner Sohn

Zum 45. die Firma am Ende
Ich war nur kurz traurig
Abfindung
Auf in die Zukunft

10 Bewerbungen später
kränkende Zweifel
sie sagte ich sei dauernd zu Hause

20 Briefe weiter
wir schlafen getrennt

dann der Tanzkurs
Tango
Was völlig Neues
Ihre dunklen Augen
Ich habe es nie gebeichtet

Danach
schrieb ich kaum noch Briefe
Zuhause wurde es laut
Und dann sehr leise

Plötzlich Krebs
pT1, kein Problem
nur die kleine OP
gelegentlich ein Schall

6 Monate später
mein ganzer Bauch
wir haben gute Erfahrungen

die teure Therapie
zu Hause Schweigen
Mahnungen
meine Haare grau

bei der Kontrolle Progress
zu Hause ihr Brief
das große Haus
die nächste Therapie
teurer als unsere Miete

Der Umzug allein
Neue Schmerzen
Die Heilpraktikerin
hört wenigstens zu
Kurkuma B 16
600 € pro Woche
der Druck im Bauch
wird weniger

heute Nacht
diese Schmerzen
Notaufnahme
Morphin Perfusor
seine tiefen Augen

er wohnt jetzt
im Zimmer
seiner Kindheit
die Eltern verstört
das Hospiz im Nacken

viel mehr
kann ich nicht verlieren
sagt er zum Abschied
oder doch?

Santa

Urin
Linoleum
Kaffee
Der leere Gang
Die riesigen Türen
Alle gleich
Meine Überwindung
Vor jeder Türe

Dahinter nichts gleich
Oder doch
Alle traurig
Einsam
Waagrecht
Ein kleines Lächeln
Ein paar Worte

Draußen erstes Licht
ein roter alter Mann
In Silberfolie
Weihnachten
im Siechenhaus.

Entscheidungen in der Medizin werden heute weitgehend, abgesehen von ökonomischen Beweggründen, von Handlungsempfehlungen bestimmt, die auf vergleichenden Studien, internationalen Leitlinien und objektivierbaren Fakten basieren. Die Patientinnen und Patienten stellen hierbei »das Objekt« dar, auf welche das Resultat diverser Forschungsergebnisse für ihre, auf einer Akkumulation von diversen Daten beruhende, Krankheitssituation angewendet wird.

Diese wiederum beruht auf Studienergebnissen, die bei oftmals Tausenden von Patientinnen und Patienten mit vergleichbaren Krankheitscharakteristika ein exakt definiertes Ergebnis (wie die Verlängerung des krankheitsfreien Zeitraumes, Verbesserung bestimmter Symptome oder Verminderung gewisser Nebenwirkungen) erzielt haben. Diese Entwicklung hat zu beeindruckenden Fortschritten selbst bei noch bis vor Kurzem als unheilbar eingestuften Krankheitsbildern geführt. Sie birgt jedoch die Gefahr einer visuell dominierten, naturwissenschaftlich betonten Einseitigkeit des Betrachters.

Auch deswegen bewegt sich die heutige Medizin mehr denn je in der Ambivalenz, oft genug in dem Spannungsverhältnis zwischen einem nach wissenschaftlichen und ökonomischen Kriterien determinierten Dienstleistungsverhältnis einerseits und einem seit der Antike entwickeltem Anspruch ihrer Sorgenden nach Zuwendung und Nähe andererseits. Dieser ist geprägt von zwischenmenschlichem Austausch und emotionaler Wärme zwischen jenen, die um Hilfe ansuchen und jenen, die sich bemühen, diese zu geben.

Die meisten derjenigen, die für chronisch schwerkranke Menschen arbeiten, haben diese Berufe nicht aufgrund einer bestimmten Organisationsstruktur gewählt, sondern weil sie Menschen begleiten möchten, die sich einer existentiellen Krise ihres Lebens ausgesetzt sehen: der einer lebensbedrohlichen Erkrankung.

Wider aller Bestrebungen unserer mess-affinen Gesellschaft,

deren technisch-instrumentelle Herangehensweise auch vor den intimsten menschlichen Situationen nicht Halt zu machen scheint und die sich oftmals selbst im Krankenhausalltag auf ein basal Erlös-getriggertes Denken und Agieren reduziert: immer noch, wenngleich oft wie aus der Zeit gefallen anmutend, *sorgen hier Menschen füreinander.*

Dies geschieht heute zwar auf vollkommen andere Weise als vor 200 Jahren, an der Grundzusammensetzung hat sich jedoch nichts geändert. Ein schwerkranker Mensch wird von einem noch nicht schwerkranken Menschen umsorgt. Der hiermit stattfindende wechselseitige Austausch, und sei dieser noch so kurz und »unvollkommen«, lässt sich nach wie vor weder normieren noch in Algorithmen darstellen.

Dies gilt insbesondere für die Grenzerfahrungen unseres Menschseins. Allen Normierungsbestrebungen der Mainstreammedizin zum Trotze: es bleiben subjektive Erfahrungen mit hoher individueller Variationsbreite. Unsere Geschichten erweisen sich als immun gegenüber den Zäunen einer gesundheitspolitischen wie gesellschaftlichen Diktatur von Maß und Zahl.

Ob gehört oder verstummt, unsere Erzählungen suchen sich, immer noch, wie bereits seit Jahrtausenden, ihre unterirdischen Pfade. Sie entziehen sich der Normierung, die vor allem statische Qualitäten erfasst, denn sie bewegen sich ständig. Erzählungen befinden sich immer in Verwandlung. Anfang und Ende bilden einen punktuellen, quasi willkürlichen Augenblick auf einem endlosen Kontinuum der Zeiten.

Manchmal blitzt etwas davon auf, nicht selten in beiläufigen, fast nebensächlichen Begegnungen und es zeigt sich ein Hauch dessen, was uns ausmacht und uns alle Pole vergessen lässt.

Die Tradition des Hörens und Zuhörens webt sich nach wie vor wie ein roter Faden durch die Professionen im Gesundheitswesen. Ein alter Faden zwar, aber einer, der immer noch trägt und der nicht nur Aufschlüsse in Biografie, Beschwerdebild und Symptomverbesserung anbieten kann, sondern der auch gerade dann noch lange wärmen kann, wenn die Zutaten aus dem Bereich Medizintechnik es nicht mehr vermögen.

Durch die Aktivierung eines in den Hintergrund geratenen Sinnesorganes der modernen Medizin, dem Hören, entsteht eine Form der Nähe, die ebenfalls droht, in Vergessenheit zu geraten. Das Hören lässt sich, im Gegensatz zum Sehen, nicht unmittelbar auf Bildschirmen in Form von Röntgenbefunden oder Labordaten »visualisieren«. Unsere Ohren tragen keine Lider, sie lassen sich nicht schließen. Unser Hörorgan ist immer »an«. Wir hören und treten sofort in Verbindung, vorausgesetzt wir sind gewillt, das Gehörte auch aufzunehmen.

Dem Hören wohnt der Dialog mehr inne als dem Sehen. Im Vorgang des Hörens treten wir automatisch in den Austausch mit unserem Gegenüber, beginnt unsere gemeinsame Reise – noch bevor wir überhaupt gesprochen haben. Diese Verbindung zu unserem Gegenüber beginnt, im Unterschied zum Sehen, dem oft unmittelbar eine Handlung folgt, »passiv«. Wir lassen zunächst das Blatt sich selbst schreiben. Wir warten, bis die Geschichten zu uns kommen, bis sie Platz genommen und sich ausgebreitet haben.

Wir werden im Hören eingeladen, einen gemeinsamen Raum zu betreten, dessen Grenzen unser Gegenüber festlegt. Wir folgen dieser Aufforderung als Gast und Gastgeber zugleich.

Wie wir dies tun, wird einen weiteren Raum eröffnen, der sich mit unserem Gespräch entfalten kann. Seine Weite und Tiefe liegen an uns. Hier sollte sich unser Gegenüber mitsamt seinen oder ihren Sorgen und Nöten von jetzt an geschützt aufhalten können.

Dieser Raum wird ferner bestimmt durch unser Wissen: um die medizinische Krankheitsgeschichte, ihre Prognose, ihre therapeutischen Möglichkeiten, etwaige Begleiterkrankungen. Sie wird außerdem ergänzt werden durch die soeben in Ausschnitten erfahrene persönliche Biografie. Beide gemeinsam bilden sowohl einen wandlungsfähigen Weg in die Zukunft als auch einen stabilen Ort, an dem sich in der Folge unser Dialog entwickeln kann. Somit bereiten wir zusammen einen Boden, auf dem diffizile Fragestellungen wie Entscheidungen zur Therapiebegrenzung, zur Lebenseinstellung, zur Reflexion und Rückschau, ausgebreitet werden können.

Wir alle möchten gehört werden. Und nicht nur das: Wir wünschen uns, dass unsere Botschaft ein Echo hervorruft, dass etwas im anderen in Schwingung versetzt wird. Somit wird aus »meiner Geschichte« mit zunehmender Anzahl an Begegnungen auch »unsere Geschichte«. Dabei ist es unbedeutend, ob ich mich zu den Sorgenden oder zu den Sorgeempfangenden zähle.

K.

Ich vertrete eine Kollegin in einem anderen Krankenhaus.

»... der schon wieder«, sagen die Schwestern und drücken mir eine schwere Mappe in die Hand. »Machen Sie sich auf etwas gefasst. *Das* dauert.«

Wenig später sitzen sie vor mir, die junge Ehefrau und ihr etwa 15 Jahre älterer Mann, der zur Schmerzlinderung beim Sitzen ein Kissen mitgebracht hat.

Neuer Doktor, neues Spiel.

Also höre ich sie mir an, die gesamte vierzehnmonatige Leidensgeschichte: eine seltene Erkrankung, schwer zu erkennen. Zahlreiche Komplikationen. Chemotherapie bis letzte Woche.

53 kg, 178 cm.

»Es geht zu Ende,« sagt er am Schluss. »Wir wissen das. Unsere Kinder sind keine neun Jahre alt, mein Betrieb nicht bereit für den Abgang des Chefs Mitte Vierzig. Die Kunden stellen Fragen. Die Konkurrenz lauert. Der Neubau. Von so einer Werkshalle habe ich ewig geträumt. Nun steht sie da, nur ich ... kann kaum noch stehen. Es ist eine Katastrophe.«

Seine Frau reicht ein Taschentuch.

Draußen klingelt das Telefon, die Schwestern haben sich bereits verabschiedet. Ich lasse es läuten.

»Aber wissen Sie, was noch schlimmer ist?«

Ich habe eine Ahnung und sage nichts.

»... dass sich hier ... keiner zuständig fühlt.

Ich war auf Station, Lungenentzündung. Meine Frau fragt die Ärztin, ob sich das fiebersenkende Medikament mit dem Cannabis, welches ich ebenfalls einnehme, überhaupt verträgt. Sie sagt, darüber könne sie nichts sagen und wollte wieder gehen, unverrichteter Dinge. Mir ging es schlecht. Also haben wir vorgeschlagen, dass sie meine Akte studiert und in dreißig Minuten zurückkommt. Sie ist nie wieder bei uns erschienen.

Dann war große Visite. Der Chefarzt versprach, den Ultraschall bei mir selbst durchzuführen, obschon ich nicht privat versichert bin. Ich habe geantwortet, dass dies erst vor kurzem in seiner Tumorambulanz erfolgt sei.

Ach, hat er abgewunken, *die mit ihren alten Geräten.*

Als die Kolonne sich anschickte, mein Zimmer zu verlassen, habe ich ihn gefragt, ob die ganzen ambulanten Sonografien dann falsch gewesen sind. Er hat mich nur angeschaut und nichts gesagt.

Ich werde jeden Tag schwächer, meine Frau weiß sich nicht mehr zu helfen und besucht die Ambulanzärztin. Sie hat mich von Anfang an betreut. *Da kann ich Ihnen leider auch nicht helfen*, sagt diese zu ihr im Gang, schulterzuckend. Für die Behandlung auf Station sei sie nicht zuständig.

Wir rufen den Hausarzt an, der unsere gesamte Familie gut kennt. Nach der Schilderung meiner Frau sagt er zu ihr, dass mein Krankheitsbild so selten sei und derart komplex, er verstünde davon zu wenig, wir sollten uns an die behandelnden Ärztinnen und Ärzte in der Klinik wenden.«

Erschöpft lehnt er sich zurück.

Wir schweigen.

»Und ... wer genau ... sind ... Sie?« ertönt es, wie aus dem Off, eine ganze Weile später.

Ich versinke in meinem Sessel, stumm vor Scham.

V.

Ihr Anruf platzt mitten in ein komplexes Aufklärungsgespräch.

»Hier ist Frau V.« sagt sie, »...von ihrem Patienten W. V., wissen Sie?«

Natürlich weiß ich. Zu oft haben wir in den letzten Wochen telefoniert. Ich kenne ihre Nummer auswendig. Sie weiß das auch. Aber vielleicht versichert sie sich mit dem wiederholten Nennen seines Namens, dass er noch unter uns ist?

Zudem prangt ihre Nummer an meinem Computer, denn sie hatte um einen Rückruf gebeten.

Seit dem Morgen versuche ich, diesen Zettel zu ignorieren. Mit gleichförmiger Stimme schildert sie seine zunehmenden Schmerzen im Brustkorbbereich, die Ängste, die Luftnot.

Die zunehmende, tumorbedingte Halbseitenlähmung.

Bei mir schellen alle Alarmtöne, aber sie sagt mit ruhiger Stimme, dass er sich nicht einweisen lassen möchte.

Ich schnappe selbst nach Luft und starre in das kleine Fleckchen Himmelblau vor meinem ansonsten verbauten Fenster.

»Mein Mann denkt, er kommt dann nicht mehr nach Hause,« sagt sie, scheinbar unbeteiligt. Ich atme ein und spüre, dass er recht haben könnte.

»Er wollte mit dem Boot hinaus, bei diesem schönen Wetter. Er kann auch einarmig segeln. Im Übrigen muss unser Mäher zur Reparatur, ich zum Frisör, keiner könnte ihn bringen.«

Ihr Schockzustand trägt das Kleid frappierender Nüchternheit. Nur als sie sich verabschiedet, verrät ihre Stimme die tektonischen Beben der letzten Tage.

Ich lege auf und gehe zurück ins Zimmer.

Auf der Bühne meines nächsten Aufklärungsgespräches blicken mich viele Augen hoffnungsfroh an.

»Sie können doch noch etwas für uns tun, nicht wahr?«

»Ich weiß es nicht«, möchte ich sagen.

Etwas.

Vielleicht.

Versuchen.

Für eine Weile.

Dabei zu bleiben.

Vielleicht ist das alles.

Und an sich bereits schwer genug.

Für uns alle.

S.

Wir sind am Ende angekommen. Die beiden Therapien, die ihr eine statistische Lebenserwartung von 43 Monaten hätten bescheren sollen, haben sie um 22 kg leichter gemacht und wir sind jetzt erst in Monat 8. Sie, eine zuvor agile Frau Mitte Vierzig, plant heute ihre Bewegungsabläufe sorgfältig und ist dankbar, wenn ihr Mann sie beim Einkaufen im Auto zurücklässt.

Ihre schönen Haare: Erinnerung. Um ihre immer noch samtbraunen Augen hat sich ein Geflecht von Netzen gesponnen, die unaufhaltsam immer tiefere Rinnen in die marineblau transformierte Umlaufbahn ihrer tief liegenden Augenhöhlen prägen.

Sie lächelt mich an: »Wie lange noch?«

Erneut besprechen wir die Möglichkeiten der Therapiebegrenzung. Ruhig gehen wir nochmals ihre Vorstellungen vom Lebensende, ihre Ängste und Wünsche gemeinsam durch. Da ist so viel: ein mehrfach behinderter Sohn, der Tod des Vaters nach langen Wochen der Intensivmedizin, der Selbstmord ihrer Tochter vor zehn Jahren, ihr kleiner Hund, die wenigen verbliebenen Freunde.

Schließlich stelle ich die Frage, die für Ihren Sterbewunsch in der Häuslichkeit entscheidend ist.

»Was sagt Ihr Mann? Wie geht es ihm?«

»Mein Mann«, sagt sie mit einem zartverliebten Lächeln, »er spielt im Moment viel Computer. Oft tagelang.«
Ich zucke zusammen.

»Er ist ein guter Mann, wissen Sie.«

N.

Sie haben um ein Familiengespräch gebeten: Ehefrau, Tochter, Schwiegersohn, Patient.

Es geht vor allem darum, dass wir, Herr L. und ich, die Therapie beenden möchten. Seine Familie jedoch lässt ihm kaum Spielraum dafür: »Das kannst Du uns doch nicht antun!« So endete bereits das letzte Gespräch.

Nun sind wir eine Therapielinie weiter. Medizinisch habe ich inzwischen den Eindruck, wir beobachten einen Verlauf, der unabhängig aller unserer bisherigen medikamentösen Therapieansätze geschieht. Das würde bedeuten, dass es ihm ohne eine erneute Chemotherapie wahrscheinlich besser ergehen und der Tumor dennoch nicht schneller wachsen würde.

Feindselig werde ich von allen gemustert, als ich das Zimmer betrete.

»Papa ist so krank«, staubt die Tochter. »Und jetzt das!«

Vor ihnen liegt ein Blatt Papier, auf dem »Entlassungsvertrag« steht.

Schweigend wird mir bedeutet, es zu studieren. Nach zwei Mal lesen habe ich eine vage Vorstellung davon, worum es gehen könnte. Ich entschuldige mich, stehe auf und frage die Pflege. Dann meine Kollegen, dann die Verwaltung.

Schlussendlich wird klar, dass der Gesetzgeber eine Neuregelung beschlossen hat, zu der Herr N. sein schriftliches Einverständnis geben müsste, wenn er möchte, dass eine Koordination seiner weiteren Versorgung im Anschluss an den jetzigen Krankenhausaufenthalt vom Team organisiert werden darf.

Für ihn und seine Familie bedeutet allein das Wort »Vertrag« ungute Assoziationen, er fürchtet neue finanzielle Belastungen eines bereits durch seine Erkrankung strapazierten Rentnerhaushaltes.

»Wir haben doch schon so viel für all die Medikamente ausgegeben. Gilt das eigentlich auch für privat Versicherte?«

Ich seufze innerlich. Dreißig Minuten später, inzwischen eine Stunde nach Dienstschluss, können wir uns endlich unserem eigentlichen Thema widmen.

Effizientes Arbeiten im Krankenhaus.

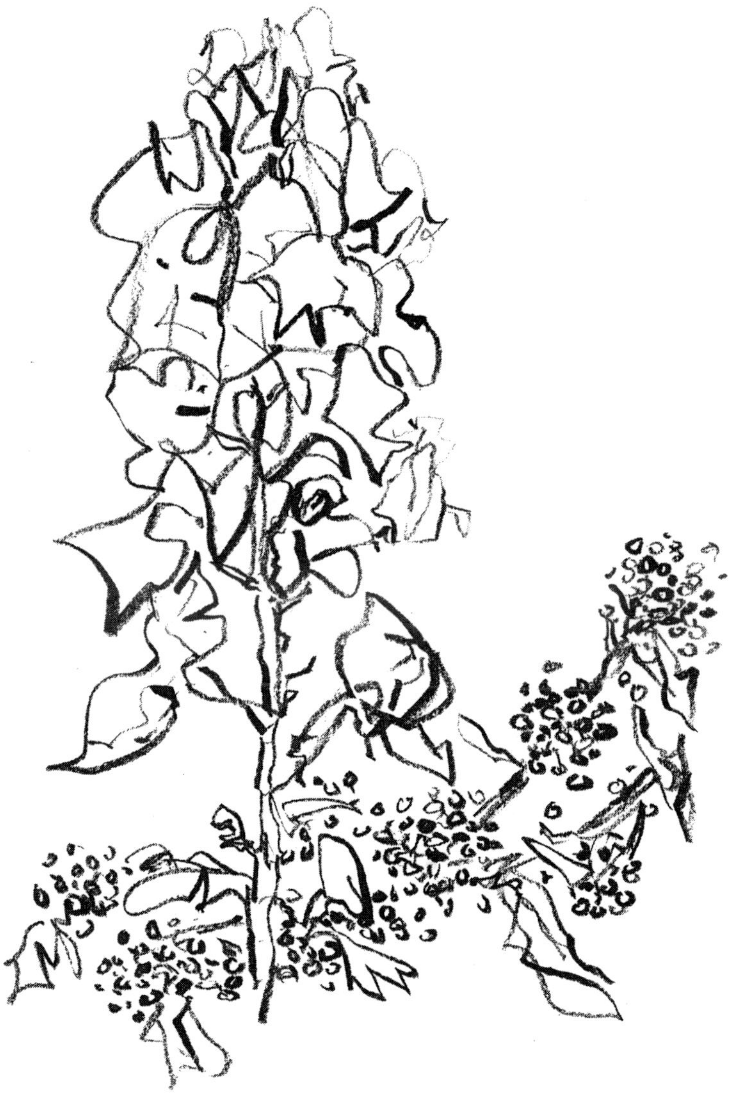

DIE GESCHICHTEN DER STERBENDEN

Die Künstlerin

Nur ein flüchtiger Blick
auf dem Weg
zur Wäscheausgabe
Keine Kittel mehr
Seit alles ausgelagert wurde
400 km weiter
stehen wir nun meist nackig
ab Wochenmitte

Blick auf das Fußbodenmuster
ein kleines Stück Kleberot

etwas bewegt sich
tief drinnen
jemand antwortet

so würde ich es malen
so könnte es aussehen
hellwach vor Begeisterung
ready to fly

etwas stockt
mein Kopf in den Gittern
dieser Anstalt

aus der es
den ganzen Tag lang
kein Entrinnen
geben wird

der Blick auf den Boden
zeigt nun nichts als Muster
SchwarzWeiss
Karokaro
unversöhnliche Fronten

schweren Herzens
meine Kittel
unter dem Arm
mache ich mich
auf die Suche
nach meinem
nächsten Patienten.

Fin

Selbst die Mütze ist ihr zu groß geworden
Ihre lividen Zehen
Die grauspitze Nase
Über rastlosen Pupillen
Was den Kontrast zu ihrem
monströs aufgequollenen Körper
noch verstärkt
jeder neue Atemzug

fraglich
doch er kommt
seine übernächtigten Augen
suchen nach einem Zeichen
sag doch etwas, Schatz
doch sie ist
schon lange abgereist

plötzlich Unruhe
er lässt ihre Hand los
ich habe Hunger
kann man hier Pizza bestellen

ihr Rasseln
Atempausen
in der Ferne leuchtet
ein Weihnachtsbaum
sie holt erneut Luft
wir lächeln
erleichtert

die letzten Stunden
eines Menschenlebens
folgen einem Takt
der anders ist
als alles
dass wir uns auch nur
annähernd vorab
ausmalen können.

Routine-BE

Nach all den Jahren
möchte ich mich
heute entschuldigen
für alltägliche Piraterie
in fremdblauen Gewässern
die besten Feldzüge
sind lautlos
wenn ich
trotz schlechten Gewissens
bei erfolgreicher Beute
mit einem dankbaren Lächeln
entlohnt werde
es tat gar nicht weh
oder doch
irgendwo?

F.

Die Abfalltüten
aus deinem Haus
gehen langsam
zur Neige
ich trage Dich
hinaus
und hinaus

mit jedem Gang
ziehst Du
tiefer ein
Haut
Knochen
Mark

Blut
Staub
Atem

Ende.

Für SP

Wir brauchen uns
nicht zu fürchten
Hinter
dem Vorhang
ist ein Strom

Puls
Licht
Atom

Er hört uns
und weiß

Er lächelt
und schwarz

Er träumt uns
und lacht

Er sieht uns
und schweigt.

Es sind diese Erzählungen, die wir erinnern werden, weniger die Maßnahmen, die wir durchgeführt oder angeordnet haben. Entscheidungen am Lebensende können nicht nur in Tumorboards gefällt werden. So bedeutend diese »Objektive« auch sein mag, letztendlich liegt die ärztlich-pflegerische Kunst heute darin, diese mit der radikalen Subjektivität individueller Schicksale und Biografien, Lebensumstände und -vorstellungen in Einklang zu bringen.

Es sind diese Erzählungen, die auch den sterilsten Krankenhausgängen das geben könnten, was viele, Sorgeempfänger wie Sorgende, darin zunehmend vermissen: Zwischenmenschlichkeit, Zuwendung, Zärtlichkeit.

Sie zeigen uns, allen beeindruckenden Weiterentwicklungen zum Trotze, dass hochkomplexe Situationen wie die einer schweren Erkrankung am Lebensende auch im 21. Jahrhundert nicht auf rein evidenz-basierter Ebene gelöst werden können bzw. begleitet werden sollten.

Es sind diese Erzählungen, welche die starre Gegenüberstellung von »krank« und »noch nicht krank«, welche die ausgeprägte Hierarchie in den Einrichtungen unseres Gesundheitssystems ausgleichen können, denn für einen Moment gibt es nur Erzählende und Zuhörende.

Die Geschichten geben der emotionalen Komponente ein

Forum, das viel zu oft in der bewussten Entscheidungsfindung hintangestellt wird. Es sind die Erzählungen, welche die Leben unserer Gegenüber bezeugen und diese lebendig erscheinen lassen, gerade dann, wenn die Uhr lauter tickt und die Gegenwart krankheitsbedingt als reduziert und eingeschränkt erlebt wird.

Mittels Erzählungen tritt eine berührende Lebenswahrheit hervor, die uns aufhören lassen sollte: oftmals blüht ein Leben im Angesicht seiner Kürze und Verletzlichkeit gerade dann am deutlichsten, wenn es für die *soziale Produktionsgesellschaft* bedeutungslos und für sich selbst auf ein Minimum reduziert erscheint.

Diese Erzählungen tragen auch einem Bedürfnis Rechnung, das sich im Krankenhausalltag nur unzureichend erfüllt findet und das in Anbetracht des Personalmangels umso notwendiger erscheint: zwischen*menschlicher* Austausch, vielleicht sogar einmal kollegialer Austausch über die verschiedenen Biografien jenseits der Diskussionen in Fachgesprächen, der das Tragen einer Abfolge an menschlichen Krisensituationen auf alltäglicher Basis etwas erträglicher macht. Es ist verbunden mit oftmals zutiefst bewegenden Schicksalen uns anvertrauter schwerkranker Menschen inmitten eines von zunehmender Entpersonalisierung und nacktem Effizienzdiktat geprägten Krankenhausalltags.

Es ist ein Miteinander füreinander.

Abgesehen von den interdisziplinären Gesprächsrunden auf den immer noch seltenen und oft in sich geschlossen agierenden Palliativstationen gibt es hierfür im allgemeinen Krankenhaus- oder Pflegeheimalltag keinen Raum.

Es stellt eine besorgniserregende Entwicklung inmitten aller überaus begrüßenswerten medizinischen Fortschritte dar, dass sich im Laufe der Jahrhunderte das Menschsein der Kranken nicht wesentlich verändert hat, aber dieser Aspekt sowohl im Organisationssystem Krankenhaus als auch bei jenen, die darin ihr Leben als Sorgende verbringen, immer mehr in den Hintergrund zu treten scheint.

Fragen

Wie lautet die Geschichte, die ich am meisten von mir erzähle?
Was an dieser Geschichte betone ich immer wieder?
Was an ihr lasse ich außen vor, »verschweige« ich?

O.

Bereits der Eingang ist besonders. Der Knick wie eine Kathedrale. Am Ende ein rotes Backsteinhaus, weiße Sprossenfenster, Fliederduft.

Unter dem Vordach eine hölzerne Eingangstür, umrankt von Glyzinien. Ein kleines Schild zeigt, dass man über den Garten eintreten soll.

Bastsessel, ein Gartenhäuschen, in der Ferne sprudelt ein Brunnen.

Die Natur ist unter sich und scheint daran gewöhnt.

Ich entdecke eine kleine Tür und warte. Eine Katze beäugt mich und pirscht Richtung Garten davon.

Gerade als ich überlege, wo meine Gestalt am wenigsten diese Pastorale behindern könnte, begrüßt mich eine Frau mit erschöpften Augen und bittet mich hinein.

Zwischen Stühlen und Taschen kauert ein Mensch in einem Bett. Er scheint an Schmerzen zu leiden.

Die Mischung aus Anstrengung und Gleichmut, sowohl von ihm als auch seiner Umgebung, könnte ein Hinweis sein, dass er schon länger Schmerzen hat.

Ich spüre merke eine tropische Welle in mir aufsteigen und blicke die Frau fragend an. Sie zuckt resigniert mit den Schultern und bittet mich, ihr in den Garten zu folgen.

Unter einer schattenspendenden Kastanie sitzend, erzählen an diesem langen Abend nacheinander Ehefrau, Tochter und Sohn von den letzten acht Wochen in verschiedenen Krankenhäusern unserer Region.

»Die Schmerzen waren so schlimm, dass er nur sitzend und von mir gestützt schlafen konnte«, sagt sie, während die schwarze Katze mir einen vernichtenden Blick zuwirft. »Die haben immer gesagt, er könne nicht so viel haben, sonst würde er wieder alles abräumen. Das war zwei Mal nachts der Fall. Seither war ich nachts dort«. Sie zeigt mir ihre Druckstellen an den Oberarmen.

»Von der Pflege kam dann nachts überhaupt niemand mehr, um nach ihm und uns zu schauen.«
Sie schaut mit ihrem traumatisierten Blick in die Ferne.

Während sie durch mich hindurchsieht, landet eine Bachstelze am Lupinienbeet. Sie hüpft behende an den aufstrebenden Pflanzen vorbei und bleibt stehen.

Dann fährt die Tochter fort: »Über uns gesprochen wurde sehr viel. Mit uns eher selten.«

An diesem lauen Sommerabend scheint die Zeit hier draußen stehen zu bleiben, während sie nebenan im Wohnzimmer immer lauter tickt.

Später werde ich zu meinem Wagen torkeln, betrunken von unserem Kollektivversagen. Die Katze blickt mir nach, als ich mich auf die Rückreise durch das grüne Kirchenschiff begebe, während sie sich rüstet für ihren Streifzug durch die herannahende Sonnwendnacht.

R & H

Zwei Frauen. Alleinstehend. Fortgeschrittenes Tumorleiden. Magen-Darm. Kämpferinnen. In ihrem letzten Monat.

Mein Alter.

Sie erhielten heute ihre Verlaufskontrollen. Bei beiden hat die Erkrankung zugenommen. Jetzt warten sie auf die Ergebnisse.

Im gleichen Zimmer.

Wahrscheinlich steht alles bereits in meinem Gesicht, denke ich, als ich den Stuhl an das erste Bett rücke. Sie macht es mir leicht. Keine Tränen, kurze Sätze. Therapiewechsel. Wir besprechen die weiteren möglichen Schritte.

Als ich bei ihrer Nachbarin angelangt bin, deren Achtmonatsbauch sich unter der Decke rundet und in scharfem Kontrast zu ihren spitzen Wangenknochen steht, erkläre ich unter anderem die Möglichkeit einer Bauchwasserdrainage.

Sie runzelt die Stirn. »Einen Schlauch im Bauch? Damit soll ich arbeiten gehen? Auf *Dauer*?«

Bevor ich Zeit habe, über die Spannbreite des Wortes »Dauer« in ihrem Leben nachzudenken, erfüllt eine warme Stimme den Raum.

»Du, ich habe das auch. Ist gar nicht so schlimm. Dann passen wenigstens Deine Hosen wieder.« Mit einer eleganten Handbewegung lüftet sie die Decke und reckt ihre Pumpstation in die Luft.

»Darf ich vorstellen? Ich habe ihn Henry genannt.«

Die beiden lächeln sich an.

Leise, um die Luft ihrer Verbundenheit möglichst wenig zu bewegen, verlasse ich den Raum.

R.

»Also außer dem Krebs,« sagt er, während seine schmalen Finger den Zug des Ernährungsschlauches lockern, »abgesehen von dem ...«, murmelt er und fischt nach seiner Gehhilfe im 35. Lebensjahr, »fühle ich mich echt pumperlg'sund!«

Sein triumphierender Blick strahlt mit dem Himmelblau draußen um die Wette und lässt mich, keine 60 Minuten in der neuen Woche, wieder einmal krachend verlegen zurück.

Sprechstunde

»Herr S. bitte ...« – ich schaue in den weiten Raum. Als nichts geschieht, wiederhole ich meinen Aufruf. Langsam löst sich aus der bangen Reihe stummer Gesichter eine schmale Gestalt. Während Herr S. mir in mein Zimmer folgt, an Gehhilfen und mit jener fahlen Hautfarbe, die von vielen Stunden im Neonlicht eines Krankenzimmers spricht, fällt mein Blick auf seine Personalien.

Er ist gerade 29 Jahre alt geworden. Während er sich anschickt, Platz zu nehmen, und dabei vorsichtig die Schläuche unter seinem Pulli zurechtrückt, sehe ich ihn plötzlich wieder vor mir: jenen agilen jungen Vater, der begeistert von seiner Arbeit und überaus liebevoll von den beiden Töchtern sprach. Er war so stolz.

Und heute? Dieselbe Person. Ein Jahr später. Ich atme tief ein. Er ist kaum noch erkennbar.

Was tun wir nur?

Er hingegen strahlt ruhige Zufriedenheit aus. Kein Vorwurf, kein Ringen mit seinem erbärmlichen Zustand, keine Erklärungsversuche. Mit anderen Worten: keine Trennung zwischen seinem ursprünglichen Lebensentwurf und der aktuellen Situation.

»Es geht mir gut. Keine Übelkeit heute Morgen und vorhin habe ich ein ganzes Glas Tee ausgetrunken.«

»Meine Patienten sind Helden, Lehrer und Heilige zugleich,« denke ich, als ich versuche, beim Blick auf seine Laborwerte die Fassung wieder zu erlangen.

T.

Unser Gespräch ist am Ausklingen. Über die vielen Jahre ist eine Vertrautheit entstanden, die uns jetzt, wo die Krankheit deutlicher zu Tage tritt, zugutekommt. Wir benötigen nicht mehr viele Worte, um uns über ihr aktuelles Befinden auszutauschen. Schmal ist sie geworden, denke ich beim Anblick ihres Profils im Gegenlicht. Die vielen Therapien scheinen sich in Landschaften auf ihren Wangen zu spiegeln, entlegene Bergdörfer, die nicht mehr durch jedes Lächeln erhellt werden können. Im Garten gehen die Lichter an. Die Morphinpumpe brummt, ihr Sauerstofftank piept, auf dem Flur klappert es. Dennoch wirkt der Raum still und versunken, fast regungslos. Ich versuche, die Zeit nicht zu stören, während ich mich erhebe und habe dennoch den Eindruck, dabei zu viele Vorhänge zu geräuschvoll zur Seite zu schieben.

Sie wirkt versonnen, wendet mir dann den Kopf zu und schenkt mir einen dankbaren Abendblick. Ich wage noch mehr Rascheln durch meine Frage: »Ich schreibe ein Buch darüber, was Sterbende uns lehren können. Was fällt Ihnen dazu ein?«

Mit einem breiten Grinsen, das alle Täler sofort auf die immergrüne Sommerseite katapultiert, strahlt sie mich an: »Am Ende Glücklichsein, natürlich!«

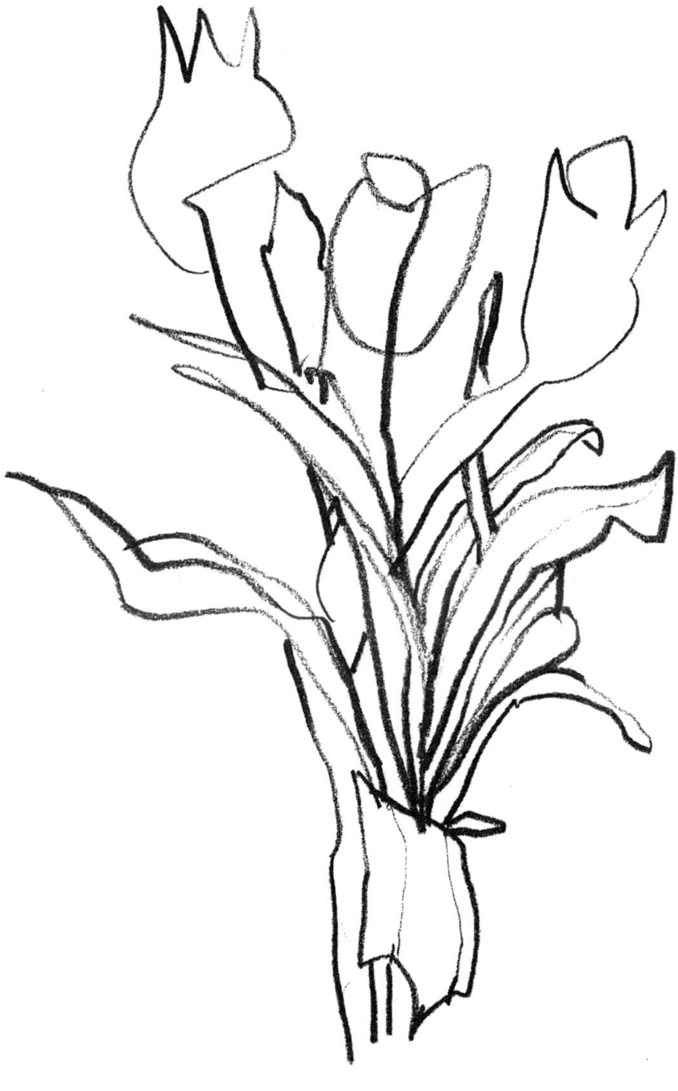

MUT

Queen

Ohne auch nur einmal aufzublicken
hält sie den Arm für mich bereit
die andere Hand am Fon
nehmen sie die blaue
klappern ihre Tasten
ich beuge mich dem Diktat

pffft pffft
glitscht der Alkohol
klebe ich das Pflaster
besonders akkurat
ihr höflicher Dank
wie nach einem guten
Geschäft
Wieso dürfen immer nur wir
Die Profis sein?

Fragt man schwerkranke Menschen nach ihren größten Ängsten, wird häufig nicht das Versterben an sich benannt, sondern der Weg dorthin, die Strecke, die unmittelbar vor ihnen liegt. Sie fürchten, an starken Schmerzen oder an Luftnot zu leiden. Sie wissen jedoch auch, denn sie erfahren es täglich, dass trotz aller unbestreitbaren Errungenschaften um Palliative Care, ein Teil ihrer Schmerzen, etwas von ihrer Luftnot, bleiben wird. Nicht selten werden von chronisch schwer Erkrankten bewusst etwas weniger Schmerzmittel gewählt, um klarer denken zu können, exakter zu fühlen, um wacher zu sein. Um möglichst lange noch und mit möglichst vielen Sinnen hier zu *sein*, mitten unter uns.

Dieser Schritt erfordert Mut, denn es ist eine bewusste Entscheidung hinein in etwas nicht nur in seiner Ausprägung bis dahin Unbekanntes, sondern auch Unangenehmes. Niemand leidet gerne an Schmerzen, schon gar nicht, wenn die körperlichen Reserven sinken.

Manchmal dreht sich unser Leben um die eigene Achse und nichts ist mehr so, wie es vor Kurzem noch war. Alles wird ausgehebelt, auch die zeitliche Vorstellung. Unser Boot wird nicht nur irgendwann sinken, es sinkt dann gerade jetzt.

Die Dinge in uns und um uns herum verändern sich so schnell, dass jede Vorhersage misslingt, und sei es auch nur die des nächsten Tages. Während gesunde Menschen oft um Wochen bis Monate im Voraus planen, kann jemand mit einer lebensbegrenzenden Erkrankung oft nicht einmal am Morgen sagen, ob er oder sie in wenigen Stunden Besuch empfangen möchte oder nicht.

Während die horizontale Zeitachse täglich kürzer wird, steigt die Intensität auf der Vertikalen: durch die nicht vorhersehbare Abschätzung des eigenen Befindens muss die Entscheidung über das jeweilige Tun von Moment zu Moment fallen.

Was daraus folgen kann, ist eine *Kapitulation in den Augenblick*. Die Zukunft ist unbekannt und ungewiss, die Kontrolle längst abgegeben, ein Teil der körperlichen Unabhängigkeit ebenso. Das eigene Haus wurde verlassen, nicht nur symbolisch, sondern oft auch real.

Was bleibt, wenn das bisherige Leben vergangen ist, das zukünftige unberechenbar und das jetzige jede Stunde neue Situationen hervorbringen kann? Was geschieht mit mir, wenn meine »gesunde« Person unwiederbringlich in die Erinnerung taucht und mein neues, »krankes« Ich mich jeden Tag mit seinem Denken, Fühlen und Urteilen wieder und wieder überrascht?

Präsenz für das, was ist. Für das, was *noch* ist. Für das, was noch sein darf und vielleicht auch noch sein wird. Zum Beispiel die stille Freude an kleinen Dingen.

Fragen

Was ist für Dich Mut?

Hältst Du ihn für eine erstrebenswerte Eigenschaft?

Wann warst Du zuletzt mutig?

B.

Ich betrete das Zimmer und bewundere all die Blumen, die in Vasen oder Gestecken über den ganzen Raum verteilt sind. »Ach«, sagt sie mit einer schnippenden Handbewegung, in ihrer Stimme schwingt eine Mischung aus Belustigung und Bedauern, »vor dem *finale grande* legen jetzt alle nochmal eins drauf. Ich lasse sie üben. Außerdem sehe ich an den Blüten meinen Weg. Täglich verändern sie sich. Und das ist jetzt meine Übung. Oder... hätten Sie vielleicht etwas Immergrün für mich?«

E.

Die Diagnose, ein knappes Jahr vor der Rente, ist gerade einmal sechs Wochen alt, als wir uns begrüßen. Er sieht fahl aus, gangunsicher und abgemagert. Es steht in Kontrast zu seinen blitzenden Augen, die rege seine neue Bleibe mustern. »Klasse hier«, sagt er anerkennend. »Blick in den Garten, Terrasse, bequemes Bett, Wunschkost. Was will man mehr?«

Mein Blick streift ein Foto auf dem Nachttisch. Es zeigt ein Backsteinhaus im Grünen, gerahmt von weißen Sprossenfenstern, umrankt von alten Linden und Weiden. Sein Elternhaus, wie er mir später versichert. Eigenhändig renoviert.

Hier: Bett, Bad, Tisch, Linoleumboden, hygienefester Sessel.

»Ich könnte nicht glücklicher sein«, murmelt er. »Danke, dass ich hier einziehen durfte.«

Mit einer Mischung aus Beschämung und Verlegenheit strebe ich wieder einmal nach einem Erstgespräch zur Tür. Gerade als sich in mir ratlose Bewunderung breit macht, sagt er: »Hier kann ich gut sterben, wissen Sie. Und das ist jetzt das Wichtigste.«

H.

»Ach Herr H.!«

»Meine Kinder sind hier.«

»Gut, dass Sie Kinder haben.«

»Ja, und was für tolle.«

Seine Begeisterung rührt mich. Eine echte Familie.

»Wissen Sie es schon? Heute um fünfzehn Uhr. Da wird sie abgeholt.«

Wir schweigen.

»Darf man jetzt eigentlich telefonieren oder gehört sich das nicht?«

Ich sehe sie vor mir. Letzte Woche. Händchenhaltend in meinem Zimmer. Ihre traurigen braunen Augen. Die schöne Kleidung. Ihr japsender Blick.

Sein automatischer Griff zum Tuch, während sie hustet.

»Ich bin ein Wrack«, keucht es. »Ein solches Wrack. *Geworden.*«

»Meine Frau ...« sagt er und legt ihr einen Schal um die hervorstehenden Schultern, die wie Segel vor ihrer letzten Reise in Fahrtrichtung zu deuten scheinen, »meine Frau ... war immer sehr aktiv ...«

»Ist es schon so weit?«, unterbricht sie uns unvermittelt.

»Sehen Sie etwas an meinen Fingern? Ich habe sie extra nicht ... lackiert.« Zarte Hände, fein und rosig. Transparent.

»Nein, ich sehe nichts. Schauen Sie«, sage ich mit fester Stimme, »meine sind genauso in der Farbe, nur viel rauer.«

Ein Lächeln der Erleichterung flackert über beide.

Später bekommt sie etwas zur Beruhigung. Ihr großer Kopf kullert auf den spitzen Schultern. Aus dem zarten Torso stoßen verzagte Atemzüge hervor.

Sein veränderter Blick, nun, wo sie schläft.

Er fragt die eine Frage.

Die einzige, die jetzt noch zählt.

Im zeitigen Frühjahr gibt es für zarte Rotkehlchen wie Frau H. viel zu tun.

Wir schauen ihr gern noch eine Weile dabei zu.

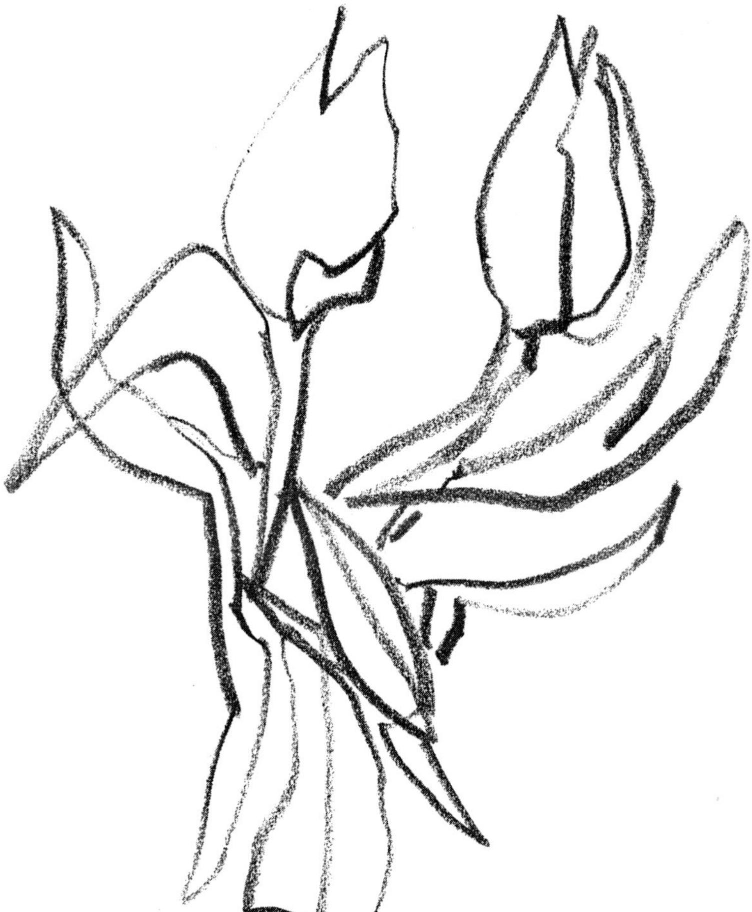

ZUVERSICHT

Wilhelm K.

In seinem 95. Lebensjahr
Das Hemd hoch zugeknöpft
Die Haare fein
Der alte Koffer verschnürt

Um 10 kg leichter
Wiegt die Vorfreude auf
seine gute Stube
noch schwerer

Werden Sie abgeholt
Jaja meine Tochter

Drei Stunden später
Der Rücken noch aufrecht
Die Tochter nicht erreichbar
Sein Bett bereits bezogen

Der Blick langsam getrübt
Endlich die Tochter am Fon
Einbruch der Dunkelheit
Was glauben Sie denn
Bei diesem Regen
Soll ich mein Leben riskieren
In der Kälte
bei dieser Grippewelle?

Er sitzt doch gut und trocken
Ich komme nicht vor morgen
Sonst stecken sie ihn in ein Taxi

Ich geniere mich
An seiner Zimmertür
Würde er mein Geld nehmen
Der Kopf hängt tiefer
Der Blick klar wie immer

Er wohnt im dritten Stock
Der Koffer
Die Nässe draußen
Wie soll das gehen
Sein Kühlschrank leer

Er ahnt meine Gedanken
Und sagt
Hunger
Ist kein Problem
Kartoffelschalen
Haben wir gekocht
Hauptsache warm

Ich blicke ihm nach
An der Kreuzung wie damals
Für uns wie damals
Auf der Flucht
wie damals.

Otto

Mit Kavaliersverbeugung
begrüßt er mich
vor ihm
seine zusammengesunkene Frau
in einem Rollstuhl
seine korrekte Kleidung
verrät die Würde
des Nachkriegswohlstandes.
Ihr hängender Mundwinkel
leicht wippend auf der spitzen Wölbung
hervorstehender Schultern.
Später weint es leise in ihr
elegant reicht er die Handtasche
letzte Bastion ihrer Freiheit
langsam
entfaltet er das Tränentuch
heute wie damals
vor mehr als einem halben Jahrhundert
bis dass der Tod
Euch scheide.

Bei Dr. D.

Auf der Suche
nach Briefmarken
das rotgelbe Buch
der Verstorbenen
drei Leben pro Seite
wachen von nun an
über alle
die an diesem
Ufer je strandeten
So setzen wir
einander hinüber
Leben und Sterben
ist eine Fahrtrichtung
im Auge
des Betrachters.

Auf den ersten Blick mögen »Zuversicht und Hoffnung« im Erleben einer tödlichen Erkrankung widersprüchlich erscheinen. Worauf kann ich hoffen, wenn es »nichts mehr zu hoffen« gibt?

Neben der konventionellen Zuversicht gibt es eine weitere Form. Sie ist nicht abhängig von der Zukunft, von einem Wunschergebnis. Sie lebt aus sich heraus und ist ein Resultat der eigenen Erfahrung, der Verbindung und Kommunikation von mir selbst und der Welt: mit den kranken wie den gesunden Anteilen meines Lebens. Diese Hoffnung ist eine Zuversicht, zu der sich die Ahnung, vielleicht auch die Erfahrung gesellt, dass mir alles gegeben ist und gegeben sein wird, um mit den Widrigkeiten, auch mit den existentiellen Widrigkeiten, meines Seins umgehen zu können. Wir bieten unser Herz dem gegenwärtigen Moment an und wir sind zuversichtlich, dass dieser uns alles geben wird, was es braucht, um unseren individuellen Weg gehen zu können.

Diese Art der Zuversicht ist nicht der Glaube daran, dass »alles gut werden wird«. Menschen werden krank und sterben. Unverschuldet, unverdient. Oft weit vor ihrer Zeit.

Diese Zuversicht basiert auf meinem Vertrauen in das, was ich nicht kenne, was ich noch nicht weiß und was ich noch nicht wissen kann. Ihr wohnt eine große Kraft inne. Sie ist uns allen verfügbar. Wie werde ich sterben? Wann wird es sein? Wird es sehr schmerzhaft werden? Werde ich noch lächeln können?

Es ist eine Zuversicht in mein Sein, die keine Begründung mehr nötig hat.

Diese Art der Zuversicht weiß, dass alles, was wir tun, vom Trinken einer Tasse Tee bis hin zum Schreiben einer Karte, und sei es noch so unscheinbar oder – gemessen an den Kriterien der Gesellschaft – »ineffizient«, einen Wert und eine Wirkung hat. Die Wirkung tritt ein – auch wenn diese vielleicht nicht mehr selbst erfahren werden kann.

Diese Art der Zuversicht hat das Potential, wenngleich nur für ein paar Augenblicke, der Angst vor dem großen Unbekannten am Lebensende gefasst zu begegnen. Sie hat sogar das Potential, andere zu stärken, die nach außen hin um ein Vielfaches kraftvoller wirken als wir selbst.

Die Brücke zwischen diesen beiden Arten der Hoffnung und der Zuversicht am Lebensende stellt eine menschliche Eigenschaft dar. Wir hoffen *immer*.

Unsere Zielrichtung kann sich verändern. Die Qualität der Zuversicht jedoch nicht. Sie unterscheidet nicht, ob wir auf einen schönen Urlaub hoffen oder darauf, dass die gefrorene Weintraube als einzige Mahlzeit, die wir noch zu uns nehmen können, dieses Mal in uns bleiben wird.

Diese Art der Zuversicht ist in hohem Maße anpassungsfähig.

Sie besteht fort, auch wenn das erhoffte Objekt oder der ersehnte (Be-)Handlungserfolg ausbleiben.

Sie bleibt uns selbst dann noch treu, wenn viele Wände unseres Hauses bereits ins Schwanken geraten sind: die Hoffnung darauf, nicht allein gelassen zu werden und sei es durch unseren Atem, den Besuch des Mondes, des Morgenlichtes und das Geschenk eines weiteren neuen Tages.

Fragen

Ist Hoffnung in Deinem Alltag wichtig?

Wo spürst Du Hoffnung in Deinem Körper? Wie fühlt sie sich an?

Hält sich Deine Hoffnung mit Deiner Furcht die Waage?

Was ist Deine größte Hoffnung?

Würdest Du Dich als hoffnungsfroh bezeichnen oder tust Du Dich schwer mit der Hoffnung?

Y.

Er ist einfach furchtbar nett. Er hat diese schreckliche Erkrankung. Und strahlt doch jedes Mal, wenn er uns sieht. Nun sind die Metastasen überall in der Leber verteilt, die Werte durch die Decke, die Haut gelb und er lächelt noch immer. Wir besprechen den Beginn einer weiteren, »vorsichtigen Therapie«, die er unbedingt noch versuchen möchte; um »jeden« Preis. Er spricht ruhig, wie immer. Nein, seine Frau müsse auch jetzt nicht hinzugebeten werden.

Nach der zweiten Chemotherapie folgt ein kurzes Gespräch: Verträglichkeit gut, Werte allerdings steigend. Wir vereinbaren einen neuen Termin. Später, schon im Türrahmen, bittet er um Beendigung der Krankschreibung.

Ich schaue ihn fragend an.

»Ich kann gut arbeiten, ich kenne mich, das geht schon.« sagt er bestimmt. »Wirklich, glauben Sie mir, ich kann mir meine Arbeitszeit selbst einteilen, meine Kollegen sind sehr verständnisvoll«, versichert er entschlossen.

Und, mit einem verschämten Lächeln, ganz leise: »Mir fällt sonst zu Hause die Decke auf den Kopf. Meine Frau schimpft schon, ich würde nur herumsitzen.«

Und dann kehrt wieder sein Strahlen zurück.

Abgründe jenseits unseres Blickfeldes, die wir zu selten beachten und manchmal gerade eben nur erahnen können.

N.

Zwei Frauen gehen lächelnd durch die Eingangstüre. Sie wirken zufrieden mit dem schönen Maitag. »Willkommen zurück, war's schön?«

»Oh, wir hatten einen ganz feinen Grillabend«, sagt die zartere von beiden.

»Ich bringe gleich ihr Essen«, ruft es von der Theke.

»Oh fein, Kartoffelsalat«, kichert sie.

»Ja, mit dick Mayo«, tönt es zurück. Beide prusten vor Lachen. »Herrlich, ich freue mich!«

Schwester A. schultert den Ernährungsbeutel und folgt ihr in Hospizstube 3, denn ihre Erkrankung erlaubt seit einem Jahr weder Nahrungs- noch Flüssigkeitsaufnahme.

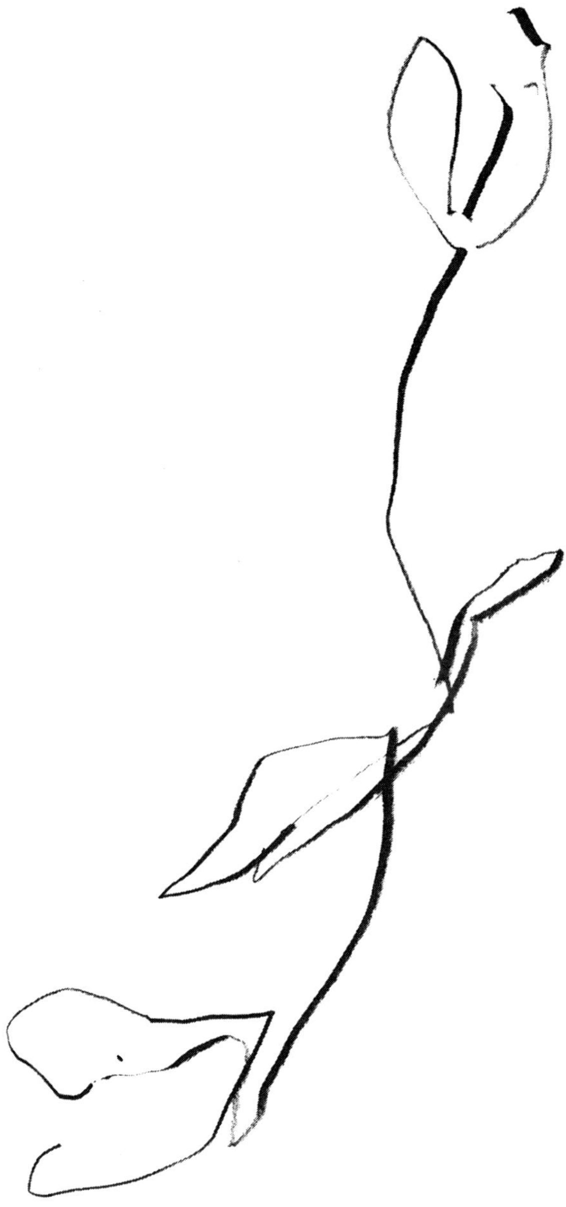

DANKBARKEIT

Am Abend in der Praxis

leere Stühle
Aktenstapel
Desinfektionsmittel

vorne an der Rezeption
der Strauß heller Blumen
den er brachte
in seiner Mutter Namen
nach der Schule
zart
verlegen
halbiert
sein schüchterner Blick
für sie
für uns
aus dem halbgeöffneten Krimsonrot
einer gefüllten Tulpe
erscheint
das Lächeln
der stets so sanften Frau P.
Sie ist gut angekommen.

ACP

Die wissende Blässe
seiner Haut
widersprach meinen Worten
Körper können nicht lügen
Seine schiere Verzweiflung
macht mich betrügen

Wochen später
seine Frau vor mir
ihre Hand
auf dem wachsenden Kind

der leere Platz daneben
was haben wir getan?

Es tut mir so leid, sage ich
wir danken Ihnen, sagt sie
wir waren verzweifelt
und verhandelten
um Dinge
die nicht geschehen konnten
weder für ihn
noch für mich
noch für das Kind.

Ruth

Mit sanft versagender Stimme
erhobenem Kopf
Streichholzbeinchen
lehrt sie uns
über die Liebe zueinander
und die unbändige Freude
noch hier zu sein
selbst der schwere Mond
zwischen ihren Rippen
schmilzt ein wenig
als sie hinüberwippt
an jenem Samstag
im Morgengrauen.

Auf den ersten Blick haben Dankbarkeit und die Tatsache, oft zu früh und meistens unverschuldet an einer lebensverkürzenden Erkrankung zu leiden, nur wenig miteinander zu tun. Wofür sollte ich dankbar sein, wenn mich, trotz meiner Anstrengungen und meiner guten Absichten um ein heilsames Leben, ein schweres Schicksal trifft?

Dennoch ist es gerade die Ausstrahlung der Dankbarkeit, die Freundlichkeit im gegenseitigen Austausch, die in der Begegnung mit sterbenden Menschen immer wieder auffällt. Damit soll nicht gesagt werden, dass starke Emotionen wie Wut und Aggression nicht ebenfalls vorkommen. Sie zählen gerade zu Beginn der Erkrankung mit zu den häufigsten Gefühlsäußerungen. Das ist, von außen betrachtet, nachvollziehbar.

Es stellt auch eine der Äußerungen von Trauer dar: einer Emotion, die oft unterhalb der Schichten aus Wut, Vorwürfen und Schuldzuweisungen schlummert. Die Vorwürfe richten sich dabei oft gegen den Erkrankten selbst und verstärken den Schmerz noch weiter.

Dankbarkeit und Freundlichkeit überstehen und überdauern diese Stürme und können sich wie ein roter Faden durch den weiteren Erkrankungsverlauf ziehen. Sie haben das Potential, den Erkrankten und seine Umwelt zu besänftigen, manchmal auch auf eine Art und Weise zu befrieden, wie es vor Erkrankungsbeginn nicht möglich war.

Leiden ist immer Leiden. Im Augenblick unseres Leidens ist es nebensächlich, ob wir an Krebs leiden oder an der lärmenden Säge unseres Nachbarn. Die Qualität ist die gleiche – für den Moment. *Nach* dem körperlichen und seelischen Sinneseindruck des Leidens gesellt sich vielleicht unser Kopf dazu und versucht, uns unsere soeben gemachte Erfahrung auszureden: »Stell Dich nicht an, ist ja heilbar.«

Oder: »Ist ja nur eine Grippe.« Im Moment des Leidens jedoch unterscheidet unser Körper nicht nach Anlass und Schwere.

Dieses Leiden stellt keinen Gedanken dar, sondern ist vor allem ein Gefühl. Eine Empfindung, die sich, wie alle schmerzhaften Gefühle, auch in unserem Körper, von der Haltung bis zum Muskeltonus, widerspiegelt. Und dennoch scheint diese zutiefst menschliche Empfindung inmitten all ihrer Schwere und Schmerzhaftigkeit, inmitten des Wunsches, sie möge rasch vorbeiziehen, auch den Blick zu öffnen für das, was uns neben dem Leiden noch zur Verfügung steht: Dankbarkeit.

Natürlich fällt es uns in widrigen Zeiten schwer, dankbar zu sein. Gleichzeitig zeichnet sich zum Beispiel die Trauer um zunehmende Beschränkungen der eigenen Unabhängigkeit oder über den Verlust eines geliebten Menschen durch einen hohen Anteil an Dankbarkeit aus: Über die gemeinsame Zeit, die geteilten Erinnerungen, das Gefühl der Verbundenheit und Nähe, das in uns weiterlebt und über die vielen glücklichen, gemeinsamen Momente in der Vergangenheit, die wie aus der Zeit gefallen zu sein scheinen, so nahe und greifbar sind sie im jetzigen Augenblick. Dankbarkeit als Trost.

Dankbarkeit ist die große Schwester der Trauer.

Wenn die Uhr lauter tickt, wenn wir uns in einer Ausnahmesituation, noch dazu einer derart existentiellen, befinden, kann der Blick geschärft werden für Aspekte, die über eine nachvollziehbare Empörung und Verzweiflung der aktuellen Lage hinaus reichen. Auf all das, was auch noch ist. Auf all das, was in uns noch funktioniert. Auf das, was wir noch »haben«. Auf das, was gewesen ist, was uns noch gegeben ist. Auf all das, was wir noch »können«.

Wir sind niemals »nur Krebs«, nur »krank«. Auch dann nicht, wenn wir schwerkrank sind.

Wenn wir Einschränkungen unserer bisherigen Gewohnheiten, unseres Befindens und Aktivitätsradius erfahren, schärft dies auch unseren Blick für all das, was wir bis dahin immer als gegeben hingenommen haben. Umso mehr gilt dies für ein Leben mit zunehmenden, mit irreversiblen Einschränkungen.

Das Lächeln der Verkäuferin. Das Winken des Nachbarskindes. Die wärmenden Socken. Der leckere Tee. Mein Aufwachen ohne Schmerzen. Mein Zähneputzen ohne Übelkeit. Die Sonnenstrahlen auf meiner Tür. Das hüpfende Rotkehlchen. Der Rückruf der Sprechstundenhilfe zur vereinbarten Zeit. Der spontane Besuch eines fernen Freundes.

Danken können wir immer. Noch sind wir hier. Und je mehr wir danken, desto mehr wird unsere Welt belebt.

Dankbarkeit als ein Gefühl, als eine Haltung, stammt von einem anderen Ort als unser Hadern mit unseren aktuellen Lebensumständen, so nachvollziehbar es auch sein mag. Dankbarkeit ruft uns von einem anderen Pol an und sie deutet über uns hinaus. Offensichtlich gehört auch dies zu unseren originären Eigenschaften: das Bedürfnis, die Sehnsucht, selbst im Zustand der größten Not auf etwas zurückzugreifen, das nicht uns selbst im Mittelpunkt hält.

Dankbarkeit als ein *für*, in Gegensatz zum Leiden als einem *an* etwas.

Dankbarkeit zeigt in eine Blickrichtung jenseits von uns selbst. Sie gestattet uns somit mehr Raum, zu sein, mehr Luft zu atmen. Das Kultivieren von Dankbarkeit erlaubt eine etwas weitere Sichtweise auf das eigene Befinden, auf unser Leben insgesamt. Auch dadurch hat Dankbarkeit das Potential, unser Leiden zu lindern.

Somit stellt die Dankbarkeit eine wirkungsvolle Brücke zwischen meiner unizentrischen Ichbesorgnis und einer in viele Richtungen gewandten *Omnisorgnis* dar, die so viel mehr beinhalten und tragen kann – inklusive meiner selbst.

»Indem wir die Dankbarkeit leben, die wir nicht spüren, beginnen wir die Dankbarkeit zu spüren, die wir leben.«

(David Steindl-Rast)[(4)]

V.

Der Krankentransport hat sich verspätet, es ist Abend geworden. Ich betrete im letzten Licht das Zimmer zum Garten – und halte inne. Liegt jemand im Bett? Die Decke ist bis zur blassen Nasenspitze hochgezogen, sie bewegt sich kaum merklich. Vorsichtig schiebe ich einen Stuhl heran und warte. Nach einer Weile öffnet er die Augen, streift mein Namensschild und winkt gleich ab. »Nicht nötig« flüstert er. »Mit mir ist nichts mehr los. Kümmern sie sich um die wirklich Kranken. Sorgen sie für die, bei denen es noch etwas zu holen gibt.«

Als er merkt, dass ich bleibe, sagt er plötzlich: »Als es mit der Tüte nicht klappen wollte, habe ich es mit Fasten versucht. Außer einer zunehmenden Schwäche und dass dann fast niemand mehr zur Tür hereinkam, ist nichts passiert. Nun hat mich mein Heim hierher abgeschoben. Kein Personal. Ich bin zu aufwendig. Und jetzt bei Ihnen, Abschussrampe.« Erschöpft fällt sein hagerer Kopf zurück ins Kissen.

Worte können hier heute nicht landen, so scheint es.

Ich frage, ob ich seinen Blutdruck messen und ihn untersuchen darf. Er scheint sich etwas zu entspannen, als ich ihm von meinen Untersuchungseindruck berichte.

»Ihr Blutdruck ist 90/70 mm Hg«, wir werden viele Tabletten absetzen«. »Ja«, sagt er, fast belustigt, »Tabletten, die waren ihnen heilig. Die gab es immer. Und es wurde beobachtet, dass ich sie auch brav einnehme. Danach war wieder Funkstille«. Dennoch wirkt er ein wenig zugewandter als wir uns, mit der Aussicht auf nur noch eine Tablette pro Tag, voneinander verabschieden.

Zwei Tage später besuche ich ihn erneut. Frisches Hemd, rasiert, lächelnd vor einer Eiskugel. »Das mit dem Fasten wird hier nichts«, strahlt er mich an.

»Stellen Sie sich vor, heute Morgen kam jemand herein, um meine Frühstückswünsche zu erfragen. Da konnte ich doch nicht ablehnen! Später hat sich eine Schwester nach meiner Arbeit erkundigt. Alle sprechen mich mit meinem Namen an. Sie scheinen gerne in mein Zimmer zu kommen. Ich kann es kaum glauben. Es sieht so aus, als ob ich ein Mensch sein darf. Das hätte ich fast verlernt.«

F.

Ich überfliege den Kalender, unser Gespräch ist fast zu Ende. »Am Donnerstag wieder, ist das ein guter Tag?«

Sein Sohn schaut mich an.

Er schaut mich an. »Donnerstag ... ist Kindergartenfest, da kann der Papa nicht!«, ruft er hüpfend, den Polizisten, den er immer zur Verteidigung seines Vaters bei unseren gemeinsamen Terminen dabei hat, fest in der Hand.

Später stehen wir auf, ein Händedruck, ein paar Worte mit dem Kind.

»Wissen Sie«, sagt er, schon in der Tür, »... für mich ist jeder Tag, den ich noch lebe, ein guter Tag.«

Er macht eine kleine Pause.

Wir beide denken an die letzte Therapie. Schlucken: eine Qual, Händedruck unmöglich, Aufstehen undenkbar.

»*Jeder.*« sagt er mit Nachdruck und schließt leise die Tür.

D.

»Mein Engelchen«, sagt er mit erschöpfter Stimme, »Wie konnte es nur so weit kommen?«

Drei Jahrzehnte Zweisamkeit blinzeln einander liebevoll zu.

Sie wendet sich ab und schließt die Augen. Einzig ihre bebenden Nasenflügel verraten die Anstrengung, welche selbst kleinste Bewegungen für sie bedeuten. Ihre Perücke, die halb verrutscht Richtung Kissen gleitet, wirkt wie einer der letzten Passagiere, die in der gerade versinkenden Abendsonne von Bord gehen.

Zurück bleibt ein an dürren Seilen, die einst der Fortbewegung dienten, befestigter Torso, dessen grotesk anmutende Wölbungen auf dem weiten Bett wirken wie ein Schwertboot bei Ebbe.

Er steht auf und blickt aus dem Fenster. Vor dem weitläufigen Eingang verabschieden sich langsam die Besucher. Ein Kind weint. Im Flur klappert der Essenswagen.

Sie ist eingeschlafen. Vorsichtig deckt er sie zu.

Wir lächeln uns an.

»Alles wird gut, Schatz«, murmelt er leise, während seine Hand wehmütig über ihren prallen Bauch streicht.

E.

Man sieht sie kaum. Selbst das Bett ist ihr zu groß geworden. Nur die Nase lugt unter der Decke hervor. Der Eindruck des Verschwindens wird verstärkt durch die weiße Mütze, die ihren zu groß wirkenden Kopf bedeckt. Sie verleiht ihrem Antlitz etwas Altes.

Im Eindruck zwischen Spitzweg und dem 21. Jahrhundert, das in Form der Schmerzpumpe an ihrer Seite vertreten ist, verklingen ihre Tage im ewig gleichen Rhythmus des Waschens, Ruhens, Besucht-Und-Verstöpselt-Werdens, eingestreut die zaghaften Versuche ihrer Umgebung, diesem schwindenden Körper etwas Appetitanregendes anzubieten.

Sie kann seit Wochen kaum noch sprechen. Der Tumor hat ihren Brustkorb erobert und ist zu den Stimmritzen vorgedrungen. An manchen Tagen bedeutet sie ihrer Familie, bald wieder zu gehen. Musik mag sie auch nicht; zu schmerzhaft die Erinnerungen an Zeiten, in denen Geige und Klavier ihre liebsten Freundinnen waren.

Es ist nicht leicht, in diesem Zustand zu weilen. Weder für das

Team, noch für ihre Familie und natürlich am Allerwenigsten für sie selbst.

Pia trabt munter, mit wippender Kenndecke, neben uns her. Unsere langen Gänge findet sie gut, das wissen wir inzwischen. Es ist ihr *showroom*. Geduldig bis gnädig lässt sie jede und jeden, der es möchte, über ihr samtiges Fell gleiten.

Als wir auf der Station angekommen sind, wird sie etwas verhaltener.

Der Essenswagen klappert, das Telefon in der Zentrale läutet, jemand ruft. Es riecht nach Mittagessen, Desinfektionsmittel und Exkrementen. Sie bleibt ruhig, legt jedoch ihre Ohren an. Fragend blickt sie ihren Besitzer an.

Frau E. wendet sich uns zu. In ihr Gesicht, eben noch von ausdrucksloser Transparenz, ist Bewegung gekommen. Fast unmerklich schiebt sich ihre fragile Hand in die Außenwelt. Pia hat ihren Kopf gesenkt. Sie verharrt still, bis die fremde kleine Hand, Zentimeter um Zentimeter, ihren Kopf erreicht hat.

Wenig später ruht Pia neben Frau E. Sie hat ihren Kopf auf den kleinen menschlichen Torso gesenkt. Fast könnte man denken, der Hund schläft. Nur die Ohren verraten gespitzte Aufmerksamkeit.

Frau E. hält ebenfalls die Augen geschlossen. Ruhig liegt sie auf ihrem Kopfkissen, die Bettdecke leicht hinuntergeschoben. Draußen winken die ersten Kastanienblätter im Mittagslicht.

Es ist plötzlich ganz still.

Später, an der Türe, als die Zeit sich wieder an ihr Element erinnert zu haben scheint, blicken wir uns nochmals um. Frau E. schenkt uns ihr strahlendstes Lächeln.

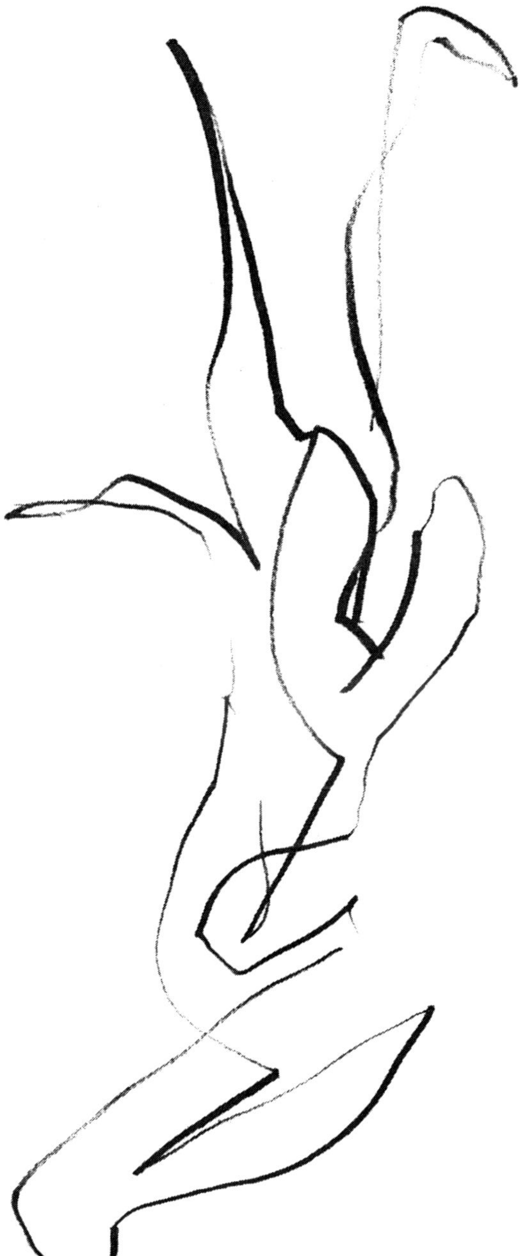

KRANK UND GESUND

Traumjob

Ich verabscheue fast alles an meiner Arbeit
Das Eingesperrtsein
Lange Tage
starre Wände
Das phantasiefreie System
Diese kollektive Fluglosigkeit

Dennoch:
Vorfreude am Montag
Wenn ich die ollen Bröckelstufen erklimme
Den abgegrabbelten Lichtschalter begrüße
Die in die Jahre gekommene Halle durchquere
Mischung aus Weimar Ende und Psychiatrie der 50er

All diese mutlosen Oberen
Die uns täglich verraten
Lächelnden Munds
Bis es zu einer Routine wird
über die sich niemand mehr
zu wundern vermag

Dennoch:
Weil ich Arzt bin
Und nichts anderes sein möchte

Weil mein Nabel mittig liegt
Und meine Augen darüber noch offen sind

So verbeuge ich mich leise
Vor meiner fleckigen Türe
Und zucke auch kaum zusammen
Als ich die Flusen von vorletzter Woche
In der blauen Ecke meines Zimmermeeres erspähe.

Zwei Wochen

Zwei Wochen Fliegen
Gedichte Ideen Projekte
Bilder Ausblicke Zusammenhänge
Zaunlosigkeit
Erinnerung
Wie ich gehöre
Was mich hält
Wohin ich strebe

Es wird keine Stunde dauern
Bis am Montag
All dies zusammengestrichen wird

Reduziert
auf ein telefonierendes Atom
Das sein Revier durchkreuzt
Von Sonnenaufgang
bis Sonnenuntergang.

Für M.G.

Immer ruft er an
Meistens bin ich dran
Ostermorgen
Weihnachtsabend
Neujahr
oder wenn
die Woche hart war
12 Tage nonstop
Völlig normal
Für alle
Außer ihn
Er wünscht alles Gute
einfach so

Fünf Sekunden
Mehr Arznei
Als ein Siechenhaus
Jemals bunkern kann

Unser Psychologe
Der einzige Arzt
In diesem kranken Haus.

»Medizin und Krankheit entsprechen einander. Die ganze Welt ist Medizin.«[5]

Krebs ist eine potenziell tödliche Erkrankung. Ebenso kann eine fortgeschrittene Lungengerüsterkrankung oder eine langjährige Herzschwäche ein Leben verkürzen. Wir nennen »krank«, wenn etwas in unserem Körper oder unserer Seele aus dem Gleichgewicht geraten ist.

Die WHO definierte bereits im Jahr 1948 Gesundheit als »einen Zustand völligen psychischen, physischen und sozialen Wohlbefindens und nicht nur das Freisein von Krankheit und Gebrechen«.

Zugegebenermaßen ist diese Definition selbst für körperlich noch unversehrte, nicht chronisch erkrankte Menschen, ein Zustand, der in dieser Form nicht täglich oder zumindest nicht alltäglich durchgehend so erlebt wird. Zudem betont diese Definition die Nähe von Glück und Gesundheit. Dies erscheint, auch in Anbetracht des konstant höheren »Glücklichkeitsindex« in den ärmeren Ländern, fraglich.

Auch wird möglicherweise das Missverständnis genährt, dass ein bestimmter Zustand, ein spezielles Aussehen et cetera erreicht werden muss, um »gesund« zu sein.

Dies hat die zunehmende gesellschaftliche Neigung zur Folge, eine »Korrekturanpassung« jedweder körperlicher oder psychischer Unbehaglichkeiten in Erwägung zu ziehen - was teilweise bereits geschieht.

Im Falle einer nicht heilbaren, chronischen Erkrankung ist es glücklicherweise in unserem Land immer noch so, dass medizinisch sinnvolle Maßnahmen von allen Krankenkassen getragen werden. Die Aufmerksamkeit unseres Medizinbetriebes konzentriert sich auf die Verlängerung der Lebenszeit, möglichst unter Bewahrung einer als gut empfundenen Lebensqualität.

Aufgrund der gesellschaftlichen Prägung, krank zu sein, anders auszusehen, nicht mehr jederzeit das Gewünschte tun zu können, an Schmerzen oder anderen unangenehmen Symptomen zu leiden, als »schlecht« und »korrekturbedürftig« zu gelten, leidet der oder die unheilbar Erkrankte außer an körperlichen Beschwerden an weiteren »Diagnosen«.

Sie lauten: Ausgrenzung, Einsamkeit, Schuldgefühl, Identitätsverlust.

Selbst wenn sich die Erkrankten erst langsam darüber im Klaren werden und selbst dann, wenn sich die Sorgenden schwer tun mit einer realistischen Einschätzung der verbleibenden Zeit, ist es den meisten Betroffenen relativ früh bewusst, dass sie *mit* der Erkrankung von nun an werden leben müssen.

Umso deutlicher tritt daher hier die sehr fokussierte Aufmerksamkeit des Behandlungsteams zu Tage. Sie gilt meistens ausschließlich der Erkrankung.

Behandelnde stellen zu selten die Frage: Gibt es in meinen schwerkranken Patientinnen und Patienten auch gesunde Bereiche, die ich, in dem mir vorgegebenen zeitlichen Rahmen, als Kraftquelle für den Patienten ausloten könnte?

Abgesehen von einer gewissen moralischen Aufwertung für den erkrankten Menschen, in dem es natürlich auch Organe und biologische Abläufe gibt, die noch reibungslos funktionieren, könnte diese Betrachtungsweise unsere Haltung zueinander variieren: Wir begegnen uns nicht nur an den relativ eng abgesteckten Polen »krank / gesund« mit stets klar verteilten Rollen, sondern wir könnten uns auch dazu bewegen lassen, miteinander in einen Austausch auf einer gemeinsamen Ebene zu treten. Dies würde zur Folge haben, dass wir uns nicht nur als »ein kranker Mensch« und »ein gesunder Mensch« an zwei verschiedenen Ufern betrachten, sondern uns auch als »zwei gesunde Menschen« begegnen, die noch viel mehr miteinander teilen, als die sie zunächst charakterisierenden Rollen von Sorgegebenden und Sorgeempfangenden.

Eine lebensbedrohliche Erkrankung bedeutet auch deswegen einen derart schweren Schock, da sie, neben vielem anderen, mit dem Verlust der Geschichten verbunden ist, aus denen wir unsere Identität zusammenbauen.

Erkrankte leiden vielfach an ihrer Ausgrenzung aus der Welt der körperlich Gesunden und am Wegdriften dessen, was bisher ihre Identität körperlich wie seelisch und sozial ausgemacht hat.

Selbst wenn ich mich als »gesund« betrachte, weiß ich, bewusst oder unbewusst, um meine »weniger gesunden« Anteile.

Wenn wir in unserer Beschäftigung mit »krank« und »gesund« zu deutlich trennen, das Gegenwärtige zu stark abwehren und das selbst gewählte Idealbild als das einzig Wahre für unser Wohlbefinden erachten, wird vor allem eines eintreten: Wir werden noch mehr leiden.

Die WHO-Definition betont das Gleichgewicht, die Balance. Sie zielt nicht nur auf die rein körperliche Komponente ab, sondern legt Wert darauf, dass gleichwertig das soziale und seelische Wohlbefinden in Betracht gezogen wird. Über sieben Jahrzehnte nach dieser Beschreibung wissen wir mehr über die Verbindung von seelischer Gesundheit auf körperliches Wohlbefinden.

So zeigt zum Beispiel die Einsamkeitsforschung einen Zusammenhang zwischen sozialer Isolation und erhöhtem Blutdruck und Stress bis hin zu einer verkürzten Lebenszeit durch Vereinsamung auf. Aus der Armutsforschung wissen wir, dass eine Knappheit an finanziellen Ressourcen und an Bildung mit einer erhöhten Wahrscheinlichkeit für körperliche und seelische Erkrankungen einhergeht.

Es ist den Bemühungen innerhalb von Palliative Care zu verdanken, dass durch die Integration eines multiprofessionellen Teams die Patientin oder der Patient über den ärztlich-pflegerischen Blick hinaus unter anderem auch aus psychologischer, sozialer und physiotherapeutischer Perspektive *gemeinsam* beleuchtet werden. Doch dürfte diese ganzheitliche Sichtweise, oder zumindest der Versuch, für die meisten Schwerkranken die Ausnahme darstellen, denn die Mehrzahl der lebensverkürzend erkrankten Menschen wird außerhalb von Palliativteams begleitet.

Es würde helfen, wenn ein kleiner Spalt seitens der Sorgenden geöffnet werden könnte: von der Übermacht an professioneller Fachlichkeit und Distanz hin zu etwas mehr Bewusstsein dafür, wie viel uns eint und wie relativ, wie situativ geprägt, die Einteilung in »gesund« und »krank« tatsächlich ist.

Es bestünde auf Seiten der Erkrankten die Chance, für ein stückweites Wiedereingliedern ihrer seelischen Integrität und Ausgeglichenheit. Auf Seiten des »noch nicht Kranken« könnte sie einen Zugewinn an beruflicher Zufriedenheit sowie eine Abnahme des ansteigenden Prozentsatzes an »Burnout/seelischer Erschöpfung« der Sorgenden bewirken.

Sorgende könnten den ihnen Anvertrauten unter Wahrung ihrer Funktion auf Augenhöhe begegnen. Dafür braucht es nicht viel, es könnten auch kurze Momente sein, die nicht unbedingt verbal ihren Ausdruck finden müssen. Sie erfordern von Sorgenden den Mut, ihre berufliche Identität und alles, was damit verbunden ist, ablegen zu können und sich mit dem Erkrankten zu verbinden: Seite an Seite.

Das böte die Chance, eine Beobachtung zu machen: Kranke leiden sehr an ihrem Kranksein, das vieles überschattet, verändert und bestimmt, aber nicht alles. Zusätzlich, und dies wird in jenen Momenten der unverstellten Begegnung von Mensch zu Mensch deutlich, leiden sie an ähnlichen Alltagsdingen wie wir auch.

Sorgende könnten etwas lernen, das manche Schwerkranke uns vermeintlich Gesunden nicht selten voraushaben: Einblicke in die Verwundbarkeit und Vergänglichkeit unseres eigenen Lebens. Nichts, aber auch rein gar nichts darin ist so sicher wie es oft scheint.

Unsere Zeit hier ist so kostbar. Wir sollten sie, auch als eine der Erfahrungen aus unseren Begegnungen mit Sterbenden, wirklich gut nutzen.

In dem Erkennen unserer Gemeinsamkeiten und Verbundenheit, so unterschiedlich unsere Lebensläufe sich gestalten und so divers unsere verbleibende Lebenszeit auch sein mag, geschieht eine Form des Heilens. Dieser Brückenschlag spricht nicht mehr von »krank« oder »gesund«. Er spricht von der Begegnung zweier Menschen in schweren Zeiten, die sich umeinander sorgen. Der eine ist krank, der oder die andere ist »noch nicht krank«. Es gibt einen zeitlichen Unterschied, mehr nicht.

Das Schicksal selbst einer verfrüht zum Tode führenden Erkrankung kann Glücksmomente beinhalten, inmitten von aller Verzweiflung und zunehmender körperlicher Beschränkung.

Durch das »ihnen zur Seite stehen« mit unserer gesamten Präsenz, in Zugewandtheit, entsteht etwas Neues, Gemeinsames, Verbindendes. Es reicht über unsere üblichen Einteilungen in »krank« oder »gesund« hinaus und kann sie auf heilsame Art sogar manchmal, wenngleich nur für Momente, zum Verschwinden bringen.

All dies wird weder Tragik noch Schmerz, weder Wut noch Trauer mindern.

Dennoch sind es diese Momente der wechselseitigen Verbundenheit, der inneren Bewohnbarkeit während des Austausches mit dem Gegenüber, die noch lange nachklingen und als heilsam erinnert werden. Auch wir tragen sie weiter: zum nächsten Zimmer und zu dem Raum, der einmal unser letzter sein wird.

Fragen

Wenn wir unsere eigene Erfahrung mit »gesund« und »krank« Revue passieren lassen, bedeutet für uns »krank«, dass alles an und in uns krank ist?

Bedeutet »gesund«, dass ich keinerlei krankhafte Tendenzen mehr in mir verspüre?

Wie kann es gelingen, innerhalb meines Krankseins auf die noch gesunden Aspekte zurückzugreifen?

F.

Nach meinen Erläuterungen sitzen beide aufrecht vor mir. Die gut gekleidete Ehefrau, ihr schicker Schal, der teure Schmuck. Hinter den dicken Brillengläsern ihres Mannes schimmern Tränen. Seine Hände suchen Halt in der Sommerjacke. Unruhig rutscht er immer wieder auf dem Stuhl hin und her, bis sein Blick etwas am Fenster gefunden zu haben scheint, an dem er sich einen Moment lang festklammern kann.

Scheinbar unbeeindruckt fragt sie immer weiter: nach dem Bericht an den Hausarzt, der Dauer der Therapie, den exakten Untersuchungsergebnissen, neueren Methoden, Komplementärmedizin, den besten Orten für eine Zweitmeinung.

Er lässt alles über sich ergehen wie jemand, der schon häufiger in seinem Leben die Rolle eines Beifahrers im eigenen Auto einnehmen musste.

»Das Wichtigste ist ...,« sagt sie, als ob sie eine Unternehmensbilanz am Ende des Gesprächs verkündet, ihren längst verstummten Mann nur kurz mit einem kritischen Blick streifend, » ... dass wir hinterher genauso weiterleben können wie bisher. *Genauso*, verstehen Sie? Ich habe keine Lust, auf irgendetwas zu verzichten.«

Ich hatte mir alle Mühe gegeben, aufzuzeigen, dass ein Leben mit einer akuten Leukämie jegliches »wie bisher« in Vergessenheit geraten lassen wird. Ich schweige.

Für einen kurzen Moment hält sie inne. Ihr Mann schnäuzt sich daraufhin unbeholfen und wird gleich wieder von einem Tränenstrom überwältigt.

»Kann man wenigstens etwas gegen diesen Haarausfall unternehmen? Das stört doch sehr, wenn wir eingeladen werden.«

Noch mehr Tränen.

Ich fische die Kleenex-Box unter meinen Schreibtisch hervor und schiebe sie verstohlen in seine Richtung.

»Er ist so ein Sensibelchen«, sagt sie, ohne ihn anzusehen.

»Furchtbar. Seit fünfzig Jahren schon. Aber wir bekommen das hin. Nun hab' dich nicht so, draußen scheint die Sonne und wir müssen noch in die Stadt.«

Ich hole tief Luft und vereinbare einen Folgetermin.

O.

Seine Haut ist fahl und hat einen neonartigen Schimmer. Die Hände liegen wie vor langer Zeit gestrandete Boote neben seinem schmalen Körper. Seine Frau hat sich mit Diagnosestellung von ihm getrennt. Mit 46 Jahren war er zuletzt gezwungen, in eine Pflegeeinrichtung zu ziehen.

»Das Schlimmste dort,« sagt er leise, »... war das Essen. Ich konnte sagen, was ich wollte, dauernd stellten sie mir was Neues hin. Wie eine Brigade.

Der BMI ... ermussermussermuss. Alle auf Autopilot. Aber ... nicht wegen mir, nicht, weil ich mich dann vielleicht besser fühlen würde!«

Wir schauen einander fragend an.

»Sondern«, fährt er fort, »weil der Medizinische Dienst kommen *könnte*. Dabei werde ich wohl kaum noch hier sein, wenn die hohen Herren von der Krankenkasse zum Defilee bei mir vorbeischauen. Dieser untergewichtige Patient hat sich bis dahin sicher netterweise bereits selbst entlassen.«

Er kichert.

»Man fragt sich, wer hier wem dienen soll. Die Kranken den Gesunden oder umgekehrt? Oder bin ich vielleicht gar nicht so krank, einfach nur ... ein bisschen Krebs?«

Er kichert wieder, wir müssen beide lachen.

»Und nun hätte ich gerne einen Löffel Malzbier!«

P.

»Der Sohn von Herrn P. möchte Dich sprechen«. Es schwingt etwas Angestrengtes in der beiläufigen Stimme der Stationsleitung.

»Ok,« murmele ich, während ich das Infusionspaket in meinem Arm zurück in den Stützpunkt balanciere, »ich komme in sein Zimmer«.

»Nein, er sitzt im Wohnzimmer«.

Wir schauen uns an. In Sekundenschnelle wissen wir:

1. das dauert
2. es bedeutet Mehrarbeit
3. typisch »Privatpatient«

Kurz darauf drücke ich den Bügel des Desinfektionsmittelspenders etwas nachdrücklicher als sonst hinunter, seufze kurz und betrete den Raum. Er legt sein Handy beiseite und steht auf: Maßanzug, Wingtip-Schuhe, goldene Markenuhr, Siegelring.

Aha.

Wir sprechen über seinen Vater, der nicht mehr essen mag, ohne dass wir ein anatomisches Korrelat gefunden hätten (wie auch die Kliniken vor uns). Seine noch recht agile Ehefrau huscht morgens schnell hinein und bringt die Wäsche: einen Stapel fein gebügelter Unterhosen, englische Pyjamas. Ernüchterndes Relikt ihrer vierzigjährigen Ehe.

»FAZ hat er gelesen, er wusste über *alles* Bescheid«, raunt sie mir zu, während ich versuche, seine Schnabeltasse zu verschrauben.

»Aber jetzt ...«, sagt sie, kurz verloren wirkend, neben ihm stehend, ohne ihn anzublicken und schnippt dabei etwas von ihrer Seidenbluse. Ein verbliebener Rest gemeinsamen Lebens, der nun gerade in das Universum universitärer Klinikreinigung befördert wurde.

Das Gespräch mit dem Sohn plätschert dahin, wir finden ein höfliches Miteinander. Über seinen Vater jedoch sprechen wir nicht. Wohl aber über dessen weitere *Versorgung*. Der ehemalige Altphilologe, Experte für Säulenbauten der Antike: ein zu verschnürendes Paket, das auf Nachsortierung wartet.

»Suchen Sie etwas für ihn, irgendetwas. Nur nicht nach Hause. Wir möchten, dass er von Ihnen nur die allerbeste Medizin erhält«, er schaut mich in unternehmerischem Diktat an. »Für heute bestellen wir bei Ihnen bitte täglich Physiotherapie, unsere Vorleserin kommt und auch jemand, der ihn regelmäßig nachmittags an die Luft bringt. Damit er wieder zu Kräften kommt, nicht wahr! Klassische Musik für ihn haben wir bereits besorgt.«

»Ihr Vater«, beginne ich erneut, »möchte vor allem eines: in Ruhe gelassen werden. Finden Sie nicht, dass er meistens zufrieden aussieht, insbesondere dann, wenn gar nichts von ihm verlangt wird?«

»Interessanter Gedanke«, murmelt er und schaut auf die Uhr. Wir erheben uns. Beim Verlassen des Zimmers möchte ich ihm den Vortritt lassen und mache Platz für die Richtung, in der sich das Zimmer seines Vaters befindet.

»Oh, nein...« blickt er mich irritiert an, »dazu habe ich nun wirklich keine Zeit mehr.«

Hastigen Schrittes stiebt er dem Ausgang zu.

Traurig blicke ich ihm nach.

I.

Wir sitzen mit einem Ehepaar in meinem Zimmer, an einem sonnigen Spätnachmittag im Juni. Gemeinsam mit meinem Kollegen aus der Kinderklinik sprechen wir zum wiederholten Mal über die Behandlungsmöglichkeiten eines seltenen Tumors, an dem vorwiegend kleine Kinder erkranken. Er wurde zwar größtenteils entfernt. Doch seine Rückkehr ohne nachfolgende Therapie ist nahezu sicher. Wir legen den Behandlungsplan vor, der aus etwa einem Jahr Chemotherapie besteht, gleichbedeutend mit mindestens sechs Monaten Krankenhaus. Wir sprechen noch einmal über Nebenwirkungen, Hoffnung auf Lebensverlängerung und die geringe Zahl an Erwachsenen, die bisher weltweit behandelt wurden.

Seine Frau hat sich etwas weiter hinter ihn gesetzt. Die Hände in den Schoss gefaltet, blickt sie uns die ganze Zeit fragend an.

Während mein Kollege die verschiedenen Behandlungsblöcke erläutert, gleitet der Blick von beiden immer wieder kurz hinaus durch das hohe Fenster auf das kleine Stück Wiese vor meinem Fenster, darüber erhebt sich ein gerade noch sichtbares Himmelblau. Nach einer Weile haben wir die Fakten erneut auf den Tisch gelegt und warten auf eine Antwort.

Stattdessen kommt Frage über Frage, die damit nicht direkt etwas zu tun haben und unser Fachgespräch beginnt von Neuem.

So geht es ein paar Mal, bis ich schließlich sage: »Sie müssen das hier nicht machen. Es ist auch möglich, ihren Krankheitsverlauf vorerst weiter zu kontrollieren, ganz ohne Chemotherapie.«

Er schaut mich an: helle, wache Augen aus einem ebenmäßigen, nordischen Gesicht. Zum ersten Mal in den vielen Begegnungen seit Diagnosestellung lächelt er.

»Ehrlich nicht?«

»Nein«.

»Na gut«, sagt er und beginnt, seine Papiere zusammenzupacken. »Ich kann sowieso nicht.«

Mein Kollege und ich schauen zunächst uns an, dann ihn, dann seine Frau.

»Jetzt ist Sommer!« sagt er und deutet hinaus. »Sehen Sie das nicht? Ich kann doch nicht im Sommer, der schönsten Jahreszeit bei uns, im Krankenhaus herumliegen und Chemo kriegen!«

Als beide gegangen sind, bleiben wir noch für einen Augenblick sitzen und lassen das Gespräch Revue passieren.

»Eigentlich«, sagt mein Kollege, »Eigentlich hat er recht. Machen wir Schluss für heute.«

Ich bringe ihn zur Tür.

»Schließlich ist Sommer!« ruft er mir noch zu, als sein Fahrrad um die Ecke verschwindet, der rote Rucksack eine wippende Boje im Wind.

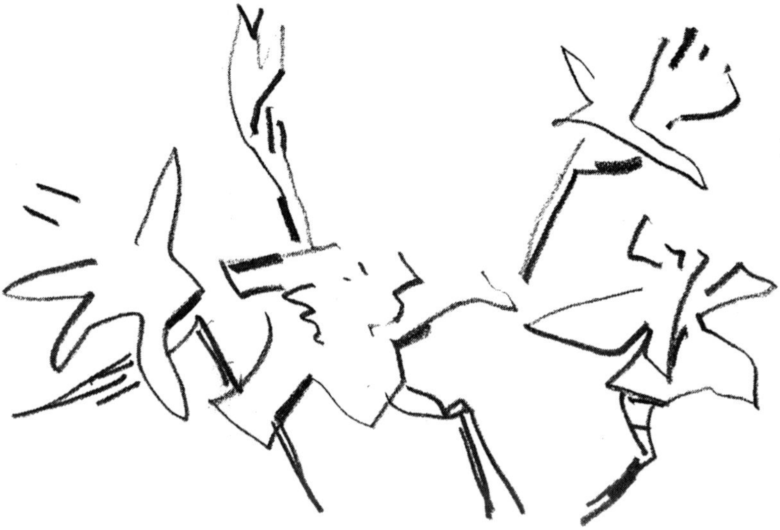

RAUM

Erster Mai

Des nachts
mein langer Weg
nach Hause
Licht strömt aus den Häusern
Jemand spielt Klavier
Geruch nach Braten

Niemand
hier draußen
bis auf
den erblühenden Flieder

Sein Duft
macht mich lächeln
während
mein Leben
vorüberzieht.

Tx

Ein Ton zerteilt die tiefe Nacht
auf seiner Reise in die große Stadt
webt er eine schillernde Kette

Ein Kräuseln im dunklen Fluss,
dann wieder Stille
Grüner Neon
Gummischritte
ein leerer Flur
Irgendwo kocht jemand Kaffee
Wie spät ist es?

Einer musste gehen
Einer wird leben können
hierdurch
Eine normale Nacht

Raureif
über den Feldern
Das Dorf im Dunkeln
Ein halber Mond
Schaukelt sich durch die Wipfel

Aus den ersten Häusern
steigt senkrechter Rauch
als später
hinter der alten Allee
die Sonne aufsteigt

Rot
Groß
Atemberaubend
Unfassbar
Wie das heute.

Dr. A.

Ihr Füller schreibt gut
Ich werde ihn hochhalten
Das Vermächtnis
Einer lieben Kollegin
Nun fließt er
In mein Leben
Während ihres
langsam versiegt.

OnOff

Die Beine
immer noch sausend
Strande ich
Zu später Stunde
ein ausrangiertes Boot

Die Füße wie im Sarg
die Freitagabendwanne
ist da noch Atem
Oh weh

Plötzlich der volle Mond
Lebendig und prachtvoll
Am Frühlingsfirmament

Schon damals schien er
In jener Nacht
Mit der alles begann
mein kleines Leben
Irgendwann wird er sein
Über mir
Wenn alles
zur Ruhe kommt

Ich danke Dir
Altneuer Mond
Dass Du mich
bis dahin
immer wieder einmal
besuchen kommst

selbst wenn ich zu müde bin
zu winken
zu sprechen
oder ständig
irgendwie
irgendwer
zu sein.

Poliklinik

Patientenleben
nach Alphabet geordnet
Mineralwasser
aufgereiht
für den neuen Tag
Wischtücher
Zusammengefaltet
Putzmittel
der letzte Kaffee
Abendstunde
in der Ambulanz

Schwester M.
Tippt Rezepte ein
Draußen prasselt
Regen in den
grauen Dezemberabend

ihr wippender Fuß
die Kollegin summt
Da höre ich es auch
Musik!

Wir wollen auch leben
Entgegnet es
meiner hochgezogenen Braue
Natürlich

Murmele ich, schon in der Tür
Wie konnte ich das nur vergessen
Leben!

Während
aus dem kleinen Kasten
Am Fenster
»no woman no cry«
zu Ende geht.

Schwerkranke Menschen stehen vor vielen, zuvor überwiegend unbekannten Herausforderungen. Wie ein Schwert fällt die Diagnose einer lebensverkürzenden Erkrankung in ihr bisheriges Leben und zerteilt brutal alles, was zuvor Routine, Gewohnheit, Vorliebe gewesen ist.

Zunächst sind es nur Worte, fremde Wörter mit einem bedrohlichen Oberton wie »Krebs«, »nicht heilbar«, »Therapieversagen«, »Morphin« oder »palliativ«. Dank der beeindruckenden Fortschritte der Medizin scheint, nach dem ersten Schock, eine gewisse neue Normalität einzutreten. Die ersten Therapien haben überschaubare Nebenwirkungen, die Schwestern sind freundlich, der Haarausfall zu verkraften und der Appetit bleibt unverändert. Die erste Kontrolluntersuchung zeigt eine Verkleinerung des Tumors, die Laborwerte passen, die Therapie kann, eventuell sogar zeitverzögert, fortgesetzt werden. Nach einer Weile jedoch nehmen die Nebenwirkungen zu, die Radiologie spricht nicht mehr von »Rückgang«, sondern von »Stillstand«.

Im privaten Umfeld zeigen sich deutlichere Veränderungen. Auf Grund des eingeschränkten, oft unvorhersehbaren Befindens nimmt die Bereitschaft für soziale Zusammenkünfte ab. Die eigenen Schwerpunkte verschieben sich.

Mit unweigerlich eintretender reduzierter Energie für Angelegenheiten außerhalb von Laborkontrollen, Therapieterminen, Wartezeiten, Telefonaten und Folgeuntersuchungen verändert sich der Freundeskreis. Manche Freunde und Bekannte ziehen sich zurück, manche erweisen sich eher als zusätzliche Anstrengung denn als freudige Abwechslung.

Der Rückzug aus dem Arbeitsleben bedeutet den Verlust einer nicht nur persönlich, sondern auch gesellschaftlich als zentral erachteten Funktion. Das eigene Sein, das Selbstbild, welches wir so oft darüber definieren, was wir materiell das Unsrige nennen und das, was wir ideell im Zuge unserer Sozialisierung oder Bildung erworben haben, werden anhaltend auf die Probe gestellt.

Ob Feuerwehrmann oder Versicherungskauffrau: Plötzlich finden sich beide unter dem gleichen Flügelhemd. Zwar kann im späteren Krankheitsverlauf hieraus eine von vielen Patienten als tröstlich empfundene Gemeinschaft und Solidarität erwachsen. In der ersten Zeit stellt diese rasante Reduktion jedoch einen schweren, scheinbar endlosen Schockzustand dar.

Mit dem Abschied aus der Produktionsgesellschaft sind nicht nur finanzielle Verluste verbunden, die oft ungeplant früh im Leben eintreten und eine nicht zu unterschätzende Belastung der gesamten Familie bedeuten. Mit dem Identitätsverlust als aktiv beitragendes Mitglied am Bruttosozialprodukt, das jetzt auf die Unterstützung der Solidargemeinschaft angewiesen ist, entsteht ein weiterer ungewohnter Raum. Er ist gekennzeichnet durch plötzlich freiwerdende Zeit, Rollenveränderungen innerhalb der Familie, als auch durch mögliche Gefühle von Schuld, Ausgeschlossensein und Einsamkeit. Mit im Laufe der Erkrankung zunehmendem Abstand von dem Leben, das einst »normal« war, bilden sich einerseits neue Räume, andererseits ist der Kalender gefüllt von Terminen, die sich um die Erkrankung drehen.

Zeiten der Muße und des Verweilens, der Reflexion und Besinnung, wie man es von außen vielleicht vermuten würde, sind selten.

Hinzukommen, in einer so empfindsamen Phase des Lebens, Enttäuschungen, Verletzungen bis hin zu empfindlichen Einbußen der persönlichen Würde in der neuen Identität »Patient«: Anrufe werden nicht wie vereinbart beantwortet, die Wartezeiten auf Befunde oder Untersuchungen stellen eine emotionale Herausforderung neuer Dimension dar. Therapieentscheidende Personen wechseln häufig. Informationen werden nicht weitergegeben.

Dies alles ist schon für Gesunde belastend. Für jemanden, dessen bisherige Identität sich gerade in einer Art elementarem Umbauprozess befindet, können Schuldgefühle und Verzweiflungsmomente noch verstärkt werden.

Umso wichtiger erscheint eine Medizin, die im heutigen Betrieb, dessen Aktivismus und Medikalisierung die Endphase längst erreicht hat, fast aus der Zeit gefallen anmutet: nämlich Raum.

Raum zum Sein. Raum zum Lauschen. Raum zum Warten.

Platz geben. Lassen. (Aus)-halten.

Dieser Schritt allein hat Würde, schenkt Respekt.

Dieser Raum wird umso wichtiger, je lauter die Zeit tickt, desto mehr die Medizin zurücktritt. Und das sollte sie, soweit möglich, am Lebensende.

Sterben ist kein medizinischer Vorgang, sondern ein körperlicher, sozialer und spiritueller oder zumindest einer, dessen Eigendynamik sich unserer operativen Handlungsebene unweigerlich entzieht.

Diesen geschützten Raum anzubieten und aufrechtzuerhalten, ist keine leichte Aufgabe. Sie verlangt von Heilberufen mindestens so viel wie eine gute medizinische oder pflegerische Fürsorge.

Als Sorgende in einer erschöpften Gesellschaft fällt es in das Aufgabengebiet der professionellen Wegbegleiter, sich dieses Raumes anzunehmen, beziehungsweise ihn bereit zu stellen.

Die heutige Medizin ist eine Praxis der Handlung. Nichts daran ist falsch, wir alle profitieren sehr davon. Wenn die Medizin sich jedoch noch als Heilkunst bezeichnen möchte, muss sie auch einen Raum hervorbringen können, in dem nicht sofort gehandelt, verglichen und gemessen wird.

Es braucht hierfür keine extra Fortbildung, nicht einmal unbedingt einen erhöhten Zeitaufwand. Nur den Mut zur Pause, zum (Sein)-Lassen. Keine reflexartigen verabreichten Medikamente gegen trübe Gedanken, keine sofortigen, noch so gut gemeinten *Therapie*vorschläge.

Stattdessen: Vertrauen darin, dass sich die erkrankte Person auch in der Stille zurechtfindet, dass Ruhe eine gute Arznei bedeuten kann und niemand, schon gar nicht ein Schwerkranker, immer etwas »tun« oder »zu tun haben« muss.

Diese Nicht-Reaktivität verläuft entgegengesetzt dem proaktiven Motor unseres Gesundheitsbetriebes. Sie stellt sich an die Seite der lobenswerten und sinnvollen Bestrebungen aus dem Palliativbereich, die Angebote von psychologischer Betreuung, spezieller Physiotherapie über ehrenamtliche Begleitung und Aromatherapie aufweisen. Als gleichwertige Partner.

Ob krank oder gesund, ob schon krank oder noch gesund: Dieser Raum der Begegnung im Sein kennt weder Rang noch Namen. Das macht ihn so versöhnlich wie ermutigend, so tröstlich wie entspannend, so dankbar und – so grenzenlos.

Ein Raum mit Würde

Wenn nichts mehr bleibt, wenn nichts mehr schön ist, wenn alle Attribute, aus denen wir unsere Identität zusammengebaut haben, verschwinden, gibt es dann noch etwas wie Trost, wie Würde? Was kann helfen, wenn es »fast keine Hilfe« mehr zu geben scheint?

Ein Lächeln kann trösten, ein beantworteter Anruf zur vereinbarten Zeit, ein ermunternder Blick auf dem gemeinsamen Weg ins Bad, der Anblick eines liebevoll angerichteten Essens, obschon Gast und Koch wissen, dass nur wenig davon aufgenommen werden wird.

Viele mögen den Verlust elementarer Funktionen als unwürdig empfinden, vielleicht auch deswegen, weil sich unsere Gesellschaft an den Attributen »Autonomie« und »Selbstbestimmtheit« orientiert.

Wer bin ich (noch), wenn ich Hilfe beim Toilettengang benötige, beim Anziehen, bei der Nahrungsaufnahme? Wenn ich mich mit dem Löffel kämme, bin ich dann noch »ich«?

Selten tritt unser Leiden am abnehmenden selbstbestimmten Sein so deutlich zu Tage wie im Angesicht einer schweren Erkrankung. Wir sind angewiesen auf Unterstützung in alltäglichen Dingen. Unser Lebenskreis wird immer schmäler. Niemand kann meine Gesundheit wieder herstellen. Ich musste aus meinem Haus ausziehen, um gepflegt zu werden. Fremde Menschen geben sich in meinem Wohnzimmer die Klinke in die Hand. In alledem gibt es, zusätzlich, teilweise für den Erkrankten, meistens aber vor allem für sein oder ihr direktes Umfeld, auch immer noch den ganz »normalen« Alltag, einschließlich seiner (unveränderten) Sorgen und Nöte.

Aber es gibt auch: dichte, freudige Lebensmomente.

Ich erhalte Hilfe von Menschen, die mir bedeuten, dies gerne zu tun. Ich schaue hinaus und betrachte die Vögel im Garten, die Farben am Himmel. Mir ist ein bisschen langweilig und ich kann diesen neuen Zustand genießen. Ich unterhalte mich mit meinen Besucherinnen und Besuchern und vergesse für einen Moment mein Kranksein.

Dies alles geschieht auch trotz und inmitten meiner existentiellen Ausnahmesituation. Diese wird dadurch nicht verändert, mein Schmerz bleibt bestehen, die Trauer ebenso, die tägliche Verzweiflung. Aber der Tag wird nicht durchgehend davon bestimmt. Oder: Im Angesicht der in ihrer konkreten Dauer oft unklaren, aber an sich durch die Erkrankung verkürzten Lebenszeit wird er nicht *mehr* durchgehend davon bestimmt. Das Wissen um zeitliche Begrenztheit, verbunden mit körperlichen Einschränkungen und insgesamt verminderten Energiereserven führt zu einer neuen Priorisierung, die sich nicht nur im Tagesablauf, sondern auch in den Interessen und in der Auswahl an sozialen Kontakten ausdrückt. Sie werden, sie »müssen« sorgfältiger bedacht werden: Welcher Austausch fördert mein Wohlbefinden? Welche Unterhaltungen helfen mir?

Diese Überlegungen, als Folge der Not eines meistens unverschuldeten Schicksals, sollten auch uns noch Gesunde aufhorchen lassen. Denn bisweilen kann in dieser Art zu leben etwas wie Heilwerden aufblitzen, obschon eine Heilung im medizinischen Sinne nicht mehr möglich ist.

Hiermit ist weniger das Abarbeiten der »letzten Dinge« gemeint, so förderlich diese für manche auch sein mag. Wir sterben immer mit einer Agenda an unverrichteten Aufgaben. Wir befinden uns dabei in guter Gesellschaft: Das gesamte Universum ist voller unerledigter Angelegenheiten.

Vielmehr ist, verstärkt durch die unvorhersehbare und oft rasante Veränderung des körperlichen und seelischen Befindens im Laufe eines einzigen Tages, etwas gemeint, das sich mit einer zunehmenden Aufmerksamkeit gegenüber dem gegenwärtigen Augenblick umschreiben lässt.

Wenn ich nicht mehr viel Kraft und Zeit habe, wenn sich meine Stimmung und meine körperliche Verfassung so schnell und für mich unkalkulierbar verändern, bin ich auf mein Hiersein, auf mein Heute-sein, verwiesen.

Wenn ich nicht weiß, was morgen ist, wenn ich morgens nicht vorhersagen kann, wie es mir am Nachmittag gehen wird, konzentriere ich mich, freiwillig oder unfreiwillig, auf das, was gerade vor mir liegt. Und ich stelle fest, dass in diesem gegenwärtigen Moment viel enthalten sein kann: Intensive Freude und intensive Trauer in einem oszillierenden Wechselbad, während ich beide als solche deutlich wahrnehme.

Sie verlaufen nicht nur changierend, sondern auch parallel, sodass ich die Rückseite meines momentanen Zustandes gerade noch erahnen, aber niemals vergessen kann.

Dieser Raum birgt ein heilsames Potential, das chronisch schwerkranke Menschen in ihrer letzten Lebenszeit oft erfahren. Heilsam nicht nur im Sinne des Auflösens etwaiger leidensvoller Zusammenhänge in Bezug auf vergangene Begegnungen und Handlungen. Es ist schön, wenn dies geschieht, oft tritt es auch nicht ein.

Heilsam im Sinne des heilsamen Seins, das nur dadurch geschieht, dass der jetzige Moment bewusst erfahren wird. Egal, welche Qualität er birgt. Da ist nur dieser Moment und dann der nächste und wieder der nächste. Dafür ist es nebensächlich, ob ich gerade fernsehe oder aus dem Fenster schaue, ob dieses Nur-Sein durch die Umstände hervorgerufen wurde oder durch bewusste Praxis. Auf die Grundhaltung kommt es an. Es ist ein Sein, das heilsam ist an sich. So wie es ist. Es ist ein Sein ohne Begründung oder Rechtfertigung für sein Dasein.

Dieses Sein hat eine erfüllende Magie, die ansteckend wirken kann und andere in seinen Kreis einlädt, eine der Ursachen für die positiven Erfahrungen zum Beispiel des hospizlichen Ehrenamtes im Austausch mit Sterbenskranken. Dieses Sein ist unübersehbar. Es bezeugt diejenigen, die es schenken und diejenigen, die in diesen Raum eintreten dürfen.

Dieses Sein hat Würde. Sie fließt in viele Richtungen und gibt den Erkrankten zumindest stellenweise zurück, was sie glauben, im Zuge der Dekonstruktion ihrer vormals als sicher geglaubten Identität verloren zu haben.

Sie macht ihn oder sie wieder sichtbar sich selbst gegenüber, wieder achtbar auch beim Blick in den Spiegel, dem inneren und dem äußeren.

Oft blüht ein Leben im Angesicht seiner Kürze und Verletzlichkeit gerade dann am deutlichsten, wenn es für die Produktionsgesellschaft bedeutungslos und für sich selbst auf ein Minimum reduziert erscheint. Es ist ein Sein, das erfahren lässt: Das Sein allein ist genug.

Dies sollte auch uns noch Gesunden zu denken geben.

Über die Freundlichkeit

Während die unglücklichen Geistes- und Gefühlszustände nachvollziehbar erscheinen, ist Freundlichkeit nicht unbedingt etwas, das im Angesicht einer lebensverkürzenden Erkrankung als »natürlich« anmutet.

Und dennoch ist es die Zugewandtheit, die Dankbarkeit und die Freundlichkeit, welche in der Begegnung mit chronisch schwerkranken Menschen immer wieder durchscheinen. Es ist zumeist eine Freundlichkeit, die natürlich wirkt, welche von innen zu kommen scheint. Sie möchte anscheinend einfach ihren Ausdruck finden und hat kein Kalkül.

Man mag einwenden, dass sich jeder Patient auch im Zeitalter der Autonomie dennoch in einem Abhängigkeitsverhältnis befindet, zum Beispiel zur Solidargemeinschaft oder in Hinblick auf die pflegerische und ärztliche Betreuung. Dies geschieht ab der Diagnosestellung und verstärkt sich kontinuierlich mit zunehmender Hilfsbedürftigkeit, auch in alltäglichen Dingen.

Freundlichkeit als Mittel zum Zweck? Das mag eine Rolle spielen, in Anbetracht eines sich stetig verschlechternden Allgemeinzustandes würde es jedoch viel und vor allem anhaltende Kraft kosten, diese aufrechtzuerhalten. Freundlichkeit wirkt in diesem Zusammenhang oft vielmehr wie eine zugrunde liegende Ausrichtung, wenn nicht sogar wie eine (wiederentdeckte) Grundhaltung.

Wie kann das sein, Freundlichkeit in dieser existentiellen Lebensnotlage?

Über die Zärtlichkeit

Seit Diagnosebeginn ist die Identität von jemandem, den eine schwere Erkrankung ereilt hat, ständigen Bedrohungen ausgesetzt. Die Erkrankung bedeutet über weite Bereiche einen völligen Schnitt mit allem, was zuvor als »normal« empfunden wurde. Der gesamte Alltag sowie das engere soziale Umfeld richten den Fokus auf die erkrankte Person und ihre Krankheit. Der Radius des Erkrankten schrumpft, quasi über Nacht.

Der Diagnoseschock ist auch in Bezug auf die bisherige Weltsicht insgesamt zu sehen. Das vor Erkrankungsbeginn als unerschütterlich erachtete Prinzip, dass die jeweiligen Handlungen eines Menschen am Ende auch dementsprechende »gute« oder »weniger gute« Konsequenzen haben werden, gilt nicht mehr.

Man mag edel gelebt haben und sich wenig bis nichts »zu Schulden« haben kommen lassen und wird dennoch von einer resistenten Erkrankung ereilt, muss schwer leiden und sich weit vor der biologischen Zeit von seinen Liebsten verabschieden.

Der oft im Gesundheitswesen zitierte Satz, dass wir »so sterben, wie wir gelebt haben« stellt eine der Ausdrucksformen einer Gesellschaft dar, die bewusst oder unbewusst dazu neigt, an eine universelle Kraft zu glauben, welche das moralisch-ethische Gleichgewicht (»immer«) wieder herzustellen mag: Gutes wird belohnt, Schlechtes bestraft. Als Folge daraus werden die Schuldgefühle, welche mit einer derartigen Diagnose verknüpft sind, häufig noch weiter verstärkt.

Chronisch lebensbegrenzende Erkrankungen jedoch entziehen sich dieser Logik, die auch in anderen Lebenslagen eine Illusion darstellt: Der Mensch der Moderne wähnt sich in Kontrolle seines Lebens mit der Kraft der ganz eigenen, selbstbestimmten, willentlichen Anstrengung.

In einer immer noch männlich dominierten Gesellschaft bedeutet insbesondere für Männer deren stark eingeschränkte, bis komplett aufgehobene berufliche Leistungsfähigkeit, die zudem meist mit finanziellen Einbußen verbunden ist, einen oft schwer zu verkraftenden Wert- und nicht selten genug auch Sinnverlust.

In der sexualisierten Welt, in der wir leben, addieren sich für Männer wie Frauen Einbußen an körperlicher Leistungsfähigkeit, der Verlust des bisher als »attraktiv« empfundenen Aussehens und der Sicherheit, die dieses jahrzehntelang bot, bis hin zu Einschränkungen im sexuellen Bereich, verstärkend hinzu.

Unterstrichen wird dies nicht selten durch eine »Vertrauenskrise« gegenüber den zuvor meistens lautlos summenden Funktionen des eigenen Körpers. Nun sehen sich Betroffene plötzlich mit unvorhersehbaren und stetig wechselnden Einschränkungen konfrontiert. Sie äußern sich unter anderem in Form einer anhaltenden Alarmierung gegenüber der zuvor oft kaum wahrgenommenen Sprache des eigenen Körpers. Ihre Interpretation wurde (und musste) nicht intensiv studiert werden. Meistens musste sie nicht einmal besonders beachtet werden.

Sie jetzt rasch und unter widrigen Bedingungen zu lernen, fällt schwer.

Daraus resultiert oft ein weiterer Alarmzustand, den die ungewohnte Aufmerksamkeit dem Körper gegenüber mit sich bringt. Seine vielfältigen Signale werden nun wahrgenommen und vor allem in eine Richtung gedeutet: die einer permanenten Bedrohung.

Es ist, selbst für uns vermeintlich Gesunde, nicht sehr verwunderlich, dass diese Entkoppelung als »Schmerz« gedeutet wird, als Verlust der eigenen Identität, als Sinnverlust, Verlust des Lebenswillens durch Zukunftsverlust, »Verlust« von anderen Menschen sowie als zunehmende Einschränkung der eigenen Autonomie. Insbesondere der durch die Erkrankung erlebte Sinnverlust als zutiefst schmerzlich erlebtes Vakuum anstelle von etwas, das vor Kurzem noch das eigene Leben getragen zu haben schien, ist mit einem hohen Grad an spirituellem Schmerz und Leid verbunden.

Als Wesen, die sich definieren lassen durch die Dimensionen Vergänglichkeit, Beziehung und Selbstbestimmung werden wir im Anblick einer lebensverkürzenden Erkrankung in allen obigen Aspekten zutiefst erschüttert. Spiritueller Schmerz kann sich körperlich manifestieren, als unerträglicher »Schmerz«. Er kann sich in psychologischer Hinsicht ausdrücken, zum Beispiel in Form von Angst, Depression und Hoffnungslosigkeit. Er kann sich ferner sozial als Folge der Desintegration aus dem eigenen Umfeld und der Erschütterung vorab geltender Beziehungsstrukturen äußern. Und er kann die Gestalt einer spirituell/religiösen Krise annehmen.

»Wie eine Trennung kommt mir das alles vor. Eine Trennung von der Normalität. Normal ist es, eine Beziehung zu haben, wo man sich sieht, gemeinsam aufsteht, frühstückt, aber sich dann auch verabschiedet: Tschüss, bis später, wir sehen uns. Das geht jetzt eben nicht mehr, diese Normalität ist verletzt, hat mich verlassen.«[(6)]

Körperlicher Schmerz kann durch starke Emotionen wie Angst und Wut, aber auch durch Schuldgefühle oder Trauer verstärkt werden. Seelischer Schmerz kann sich somatisch äußern und zum Beispiel in ungelösten Beziehungsproblemen, verdrängter Trauer oder unterdrücktem Eigenleben seinen Ursprung haben. Spiritueller Schmerz, der eng mit seelischem und körperlichem Schmerz korreliert, kann auch bereits vor Krankheitsausbruch vorhanden gewesen sein und sich im Zuge der Lebensverdichtung in einer Krisensituation auf verschiedenste Weise manifestieren.

Wir, die wir gerade heute so bedacht sind auf ein Leben (und Sterben) in vollkommener Selbstbestimmung und Unabhängigkeit, sind dennoch untrennbar mit unserer Umwelt verbunden. Auch die kleinste unserer Handlungen wird andere direkt oder indirekt beeinflussen und umgekehrt, früher oder später. Mit anderen Worten: Wir »sind« selbst innerhalb unserer hart erarbeiteten Identität niemals allein, niemals unabhängig und niemals nur dieses eine »Ich«.

Wir denken: Ich war ich, ich werde auch morgen ich sein und übermorgen.

Eine der inneren Krisen einer lebensbedrohlichen Erkrankung tritt oft in dem Moment ein, in dem sich, quasi über Nacht, eine andere Form des »Ichs« herausschält, dem wir immer weniger der uns bislang gut vertrauten Charakteristika und Errungenschaften unserer selbst zuschreiben können.

Unser »Ich«: diese definierbar undefinierte Substanz aus persönlicher Biografie, aktuellen Lebensumständen, sozialem Kontext, kulturellen Gegebenheiten, intellektuellen Vorstellungen, emotionalem Gedächtnis und schierem Überlebenstrieb, dem ein Name gegeben wurde, den wir den Unsrigen nennen.

Wir zirkeln ständig durch diese Bereiche, jeder hat eine andere Sichtweise unseres Ichs.

Wir sagen: »Ich komme aus Würzburg.« Oder: »mein Bankkonto, meine E-Mail-Adresse«. Oder: »Immer, wenn ich jemanden treffe, der aussieht wie mein Ex-Mann, bekomme ich Kopfschmerzen.« Das ist die materielle Welt.

Zweitens haben wir eine soziale Identität. Wir sind Geschwister, wir sind Kinder. Viele sind Eltern, Ehepartner, Lehrerinnen, Schüler.

Wenn wir unsere Handlungen auch unter dem Gesichtspunkt betrachten, was sie zum Beispiel für unsere Eltern, Lehrerinnen und Lehrer, Freundinnen und Freunden bedeuten könnten, werden wir höchstwahrscheinlich oft etwas anders handeln. Das ist die Welt der Beziehungen.

Und wir sind auch spirituelle Wesen mit einem reichen, unsichtbaren Innenleben an Fantasie und Humor, an Wertvorstellungen, Mitgefühl und Gleichmut, an Sehnsüchten.

Was geschieht mit uns, wenn ein Großteil dieser als »sicher« geglaubten Säulen unserer Vorstellung von uns selbst erschüttert wird? Und diese Erschütterung nicht nur ein heftiges Beben ist, sondern der Beginn einer kontinuierlichen Demontage unserer bisherigen Identität? Wenn »alles«, was wir meinen zu sein, wenn vieles, was wir mühsam erworben haben und worauf wir stolz sind, es zu haben, uns entzogen wird, unwiederbringlich? Sind wir dann noch »wer«?

Zunächst einmal werden wir leiden. Woran genau? An dem Verlust. Das ist zwar für jemanden, die oder der es noch nicht erlebt hat, kaum vorstellbar, aber zumindest gedanklich absolut nachvollziehbar. Verluste sind schmerzhaft. Existentielle Verluste können uns an den Rand des Tragbaren bringen.

Die britische Pionierin der Hospiz-und Palliativarbeit, Dame Cicely Mary Strode Saunders, definierte das Symptom »Schmerz« als ein vieldimensionales Geschehen, das den gesamten Menschen miteinbezieht. Sie beschrieb die verschiedenen Dimensionen von Schmerz in den Einheiten spirituell (Sinnfragen), sozial (Verlust des beruflichen Alltags, Zukunftssorgen), körperlich (Nebenwirkungen der Therapie, Auswirkungen der fortschreitenden Erkrankung) und seelisch (Ängste, Abschiede, Verlust). Cicely Saunders prägte hierfür den Begriff des »total pain«, des »totalen Schmerzes.«

Nicht mehr Auto fahren zu können, bedeutet einen Verlust der mobilen Freiheit. Nicht mehr allein aufstehen zu können, einen Verlust meiner Selbstbestimmtheit. Aber sagt das etwas aus über meine verminderte Wertigkeit als Mensch?

In dieser Situation werden wir natürlich, und das ist so normal wie hilfreich, alte Strategien bemühen, um etwas weniger leiden zu müssen.

Dennoch wird der Verlustschmerz hervortreten. Wir spüren ihn und sei es auch nur in bestimmten Situationen. Zusätzlich zum körperlichen Schmerz.

Genau an dieser Stelle, mitten in diesem »totalen Schmerz« erblüht eine zarte Wiese an Dankbarkeit und Freundlichkeit.

Sie erfreut alle, die sie besuchen und manchmal beschämt sie uns auch. Nicht immer ist sie sichtbar und manchmal sind auch alle Pflanzen tagelang sturmgeknickt. Aber sie scheint sehr widerstandsfähig zu sein und gerade dann hervorzutreten, wenn vieles andere abgefallen ist. Sie erscheint, wenn die Umstände es uns gebieten, keine Begründung mehr für unser Dasein liefern zu müssen: Weil Schwerkranke es nicht mehr können und dessen müde geworden sind. Sie wirkt in Richtung der Sorgenden als Ermutigung für einen längeren Leidensweg, der auch diese ereilen kann. Die noch Gesunden fürchten sich davor genauso.

Sie können sehen:

Es scheint, in all der Tragik und Traurigkeit, in all dem Schmerz und Verlust, Phasen der Zufriedenheit, der Gemeinschaft und des stillen Glücks zu geben.

Sie wirkt auch als Signal für die Sorgenden, die eigenen Werte und Prioritäten zu überdenken. Denn auch deren Zeit läuft.

So gibt es, trotz aller elementarer Unterschiede, existentielle Gemeinsamkeiten.

Ganz abgesehen von diesem umwerfenden, nur analog zu erfahrenden Glücksgefühl, das entstehen kann, wenn zwei Menschen einander begegnen, um eine beschwerliche Wegstrecke gemeinsam zu gehen – auf beiden Seiten.

Fragen

Was bedeutet für mich Würde?
Was benötige ich, um freundlich sein zu können?
Fließt Freundlichkeit nur in eine Richtung?
Muss ich mich anstrengen, um freundlich zu sein?
Was fällt mir spontan leichter:
freundlich sein oder wütend sein?
Wo spüre ich Freundlichkeit im Körper?

J.

Jemand aus der Lokalpolitik ist bei mir gestrandet. Er steht kurz vor der Rente und wollte vor seinem Urlaub wegen leichter Bauchschmerzen »mal kurz zum Arzt«: Vernichtungsdiagnose.

Tage später, wir schicken uns gerade an, ihn für eine Weile nach Hause zu entlassen, begegne ich erstmals seiner Frau. Zeternd beklagt sie die Mehrarbeit, den abgesagten Urlaub, seine häufigen Zwangspausen im hauseigenen Betrieb.

Während sie spricht, in den sonnenbeschienenen Raum hinein, blickt der auf seinem Lager sitzende Neu-Patient, der einmal ihr Ehemann war, mich sanft lächelnd an. Entschuldigend und erstaunlich routiniert hebt er seine schmalen Schultern: Es scheint eine ihm vertraute Situation zu sein.

Seine Vereinsamung währt schon lang. Nun, angesichts einer tödlichen Erkrankung, wird sie ihn weiter beschweren und all das vernichten, was die Chemotherapie noch eben übriglässt.

Er ahnt das und erhebt sich, mit einem tiefen Seufzer, der uns allen gehört, immer noch lächelnd, von seinem neuen Zuhause.

K.

I.

»Die Biskaya bei Bordeaux, die muss man bis Anfang September passiert haben«, sagt er unvermittelt und blickt mich fest an.

»... wegen der Stürme, wissen Sie.«

»Jetzt«, sagt er und gleitet über ein Bettdeckental, » ... jetzt wären wir auf Höhe der Azoren, Schatz. Oder noch ein bisschen länger in Portugal, an Deinem Lieblingsstrand.«

Eine dicke Träne kullert über seine Wangen, auf denen die Strapazen der letzten Monate tiefe Rillen hinterlassen haben.

Ghana Kapstadt die Adamanen Singapur Bali Adelaide Tasmanien Neuseeland Tahiti Panama Puerto Rico: zwei Jahre Weltumseglung, das war der Plan. Fünfzig Jahre bei der Firma, sein langsamer Aufstieg. Zuletzt noch zwei Nebenjobs für die Reise. Die Wohnung gekündigt, ihre Möbel eingelagert.

Stattdessen: Dreibettzimmer, Urinflasche, Hochhäuser vor dem Fenster.

II.

Ich bin auf dem Nachhauseweg, als die Notaufnahme anruft. Der Kollege klingt besorgt. Ich beschließe zurückzufahren, um mir selbst ein Bild zu machen. Herr V. begrüßt mich sitzend. Das beunruhigend glatt gezogene Bett.

Fester Händedruck, sonore Stimme, volles Haar, großer Mann, wohlgenährt.

Ein Wikinger.

»Nur etwas verkühlt!« sagt er entschuldigend und deutet auf die Verweilkanüle am Arm: »... kaum der Rede wert.«

Ich sehe ihn an, seine fliederfarbene Gesichtsrötung, die verquollenen Augen. Seine Halsvenen, selbst im Stehen gut sichtbare Stäbe einer Leiter, deren Sprossen versagt haben: 15 cm Brustkorbtumor, astronomische Leberwerte.

Er besteht darauf, mir zu Fuß auf die Station zu folgen.

Vor seiner Zimmertür angekommen bedankt er sich, mit plötzlich leiserer Stimme.

Ich nicke, er lächelt.

So beginnt unsere Fahrt.

III.

»Ich gebe Ihnen *alles*. Sie haben mein vollstes Vertrauen!« sagt er bestimmt, wobei sein gesunder Arm den kranken unterstützen muss, damit er den Oberkörper aufrichten kann.

Lautlos kullern die Tränen ein schmal gewordenes Gesicht hinab und münden, Tropfen für Tropfen, in der Mulde seiner ausgehöhlten Schlüsselbeingrube, bis diese zu glänzen beginnt.

Ich atme tief ein.

Vor meinem geistigen Auge verlässt ein Boot seinen Hafen.

Noch nicht.

Wir besprechen erneut die verbleibenden Optionen. Sie sind begrenzt, aber vorhanden.

Er schaut mich fragend an. »Neben meiner Frau sind Sie die wichtigste Person in meinem Leben, wissen Sie das?«

Sie saß die ganze Zeit wie unbeteiligt an seiner Seite. »Es ist ok.« sagt sie, und lächelt mich scheu an.

Ich schlucke.

Dann erläutere ich nochmals seine therapeutischen Möglichkeiten.

»Ich will das«, sagt er bestimmt.

»Das gesamte, große Programm. Ich will *alles*!«

Wir verabschieden uns.

Fast an der Tür angekommen, spricht er in meinen Rücken:

»Und wenn die Zeit kommt, dann leiten wir es gemeinsam aus, ja?«

Ich nicke tapfer und schließe die Tür.

Die Schwestern sammeln das Abendessen ein. In der Zentrale klingelt es. Vorne an den Aufzügen rollen Träger einen Neuzugang herein. Ich habe Hunger.

Es bleibt schwierig. Und ich weiß nicht, was richtig ist.

Wir können nur immer wieder im Gespräch bleiben und es zumindest *versuchen*.

Gemeinsam.

D.

Sie lächelt mich an und man spürt ihr Unbehagen. »Und«?

»Ich habe das alles gehört, aber es geht mir gut. Ich kann essen, leide nicht an Schmerzen und mein Alltag verläuft wie sonst auch. Bis auf ...«

Sie tippt auf ihren Kopf.

»Also, dass hier mal eines ganz klar ist«, sagt der bislang schweigende Ehemann, »wir wollen für meine Frau nur das Beste. Machen Sie sie gesund. Vollkommen gesund«.

»Das ist doch Quatsch« sagt sie mit Nachdruck und rückt dabei etwas von ihm ab.

»Der Krebs wird mich umbringen, aber wenn ich Glück habe, dann geht es noch ein Weilchen. Oder?«

Vier Augen sehen mich fragend an.

In den folgenden 25 Monaten verlaufen unsere Gespräche nahezu identisch. Sie kommt regelmäßig, stets in seinem Beisein, zu unseren vereinbarten Kontrollterminen. Der Tumor verändert seine Größe nicht. Unser Hauptgesprächsthema ist stets das Essen, ihr Mann war Schiffskoch. Er berichtet von neuen Rezepten, seiner Auswahl des Fleisches bei den diversen Anbietern, von der Zubereitung einer guten Soße, den möglichen Beilagen. Sie sitzt meist schweigend daneben.

Frage ich sie nach dem nächsten Termin, so möchte sie immer ein späteres Datum, er hingegen drängt auf eine zeitigere Kontrolle. Ich versuche, sie »gewinnen« zu lassen.

An einem kalten, klaren Novembermorgen kommt sie erstmals allein. Nachdem wir die medizinische Routine durchgegangen sind, bricht es aus ihr heraus: »Ich kann sein Essen nicht mehr sehen! Ich sterbe noch eher an dieser Tortur des ewigen Essensgeredes als an meinem Krebs!«

Ich versuche, zu vermitteln, dass ihr Mann als ehemaliger Koch seine Fürsorge unter anderem über das Essen ausdrücken möchte.

»Fürsorge« schnaubt sie.

»Wir streiten nur noch. Ich *sterbe*, wissen Sie?

Ich möchte reden: über das, was war und das, was noch kommen wird. Ich möchte über meine Beerdigung sprechen. Ich möchte vollkommen in Ruhe gelassen werden und manchmal aber auch gar nicht. Ich habe noch so viel zu denken und zu regeln. Doch er lässt mir einfach keine Zeit, keinen Raum. Kaum ist es etwas ruhiger, kommt er schon wieder mit irgendeiner Koch-Idee um die Ecke! Auf allen anderen Ohren hingegen ist er taub.«

»Laptop oder iPad?«, der Gerichtsbeamte tippt auf meinen Rucksack. Ergeben breite ich den Inhalt meines treuen Begleiters vor ihm aus. Schlussendlich nimmt er die leere Tasche und schiebt sie durch ein Förderband. Seine Bewegungen wirken tapsig und wie in Zeitlupe, denn die Schussweste lässt ihm nicht viel Luft für Anmut oder Eile. Mit einem mulmigen Gefühl packe ich meine Habseligkeiten wieder zusammen und strebe in den mir zugewiesenen Saal. Als ein Licht über der hohen weißen Tür aufblinkt, trete ich ein.

Von beiden Längsseiten schauen mich jeweils drei Personen an, von denen ich aus den Augenwinkeln den Ehemann von Frau D. und ihre beiden Söhne erkenne.

An der Stirnseite sitzt mittig eine beleibte Person mit fettigen Haaren, die bis auf den Talar reichen. Hinter einer altmodischen Brille mustert sie mich von den Füssen aufwärts. »Zeugin B.«? Ich nicke stumm. Zu meinem Entsetzen bedeutet sie mir, auf dem Stuhl Platz zu nehmen, der sich genau in der Mitte des Raumes befindet.

»Wie im Film« denke ich und versuche, möglichst gerade zu sitzen und mit entschiedenen Blickbewegungen meine Unsicherheit darüber zu verbergen, dass ich gerade von sieben Personen ausführlich gemustert werde. Der hohe Raum ist, wie das meiste Inventar, in einem unbehaglichen Plastikdunkelbraun der frühen

70er Jahre gehalten, das umso deutlicher mit dem gealterten Orange der glucksenden Heizkörper kontrastiert. Hinter den etwas welligen Doppelglasfenstern erscheint eine Kumuluswolke. Meine Aussage betrifft ihre Zurechnungsfähigkeit am Tag der Testamentserstellung. Schweigend blicken beide Parteien zu Boden. Mit etwas Abstand davon und auf einem Stuhl mit höherer Rückenlehne hat der Testamentsvollstrecker Platz genommen, der ruhig Zwischenfragen stellt.

Ich denke an Frau D., ihr stets so gewinnendes Lächeln. Das schwierige Verhältnis ihrer Stiefsöhne zum zweiten Ehemann. Die langen Jahre, in denen sie beide allein erziehen musste, mit mehreren Jobs gleichzeitig, damit es ihnen an nichts fehlte und sie das Haus erhalten konnten, das ihr erster Mann mit seinen eigenen Händen gebaut hatte.

Ihr unheilbarer Tumor, der von Beginn an den gesamten Bauchraum ausfüllte und der ihr mehr Unwohlsein verursacht haben muss als sie je bereit gewesen wäre, mir gegenüber zuzugeben. Sie war so tapfer. Sie konnte zudem so selbstironisch sein. Sie liebte ihre beiden Söhne und versuchte immer, zwischen beiden und ihrem Stiefvater zu vermitteln. Sie war in mehreren Vereinen ehrenamtlich tätig. Sie versuchte, ein ehrenwerter Mensch zu sein und war immer da, um anderen zu helfen.

Ich bin hier, um sie zu verteidigen, summt es in mir. Sie litt zu keinem Zeitpunkt an Verwirrung noch war sie unzurechnungsfähig. Frau D. war unendlich tapfer und sie war einsam, sehr einsam. Während ich meine 36 Kontakte mit ihr vor der Richterin zusammenfassend erläutere, erscheint in meinem Kopf unser letztes Telefonat, am Morgen ihres letzten Tages.

»Ich habe Schmerzen«, flüstert sie, »ich habe solche Schmerzen, auf einmal. Es ist vorbei. Hoffentlich geht es jetzt schnell.«

Es war damals unmöglich, den Ehemann von einem Verbleiben in der Häuslichkeit zu überzeugen. Stattdessen folgte die typische Sequenz: Notarzt, holprige Überlandfahrt, Braunüle, Infusion.

»Was für ein Theater...« murmelt sie, müde durch die Schmerzmittel, als wir uns im gleißenden Neonlicht der emsigen Notaufnahme wiedersehen. »Das lohnt doch alles nicht mehr« flüstert sie dem jungen Sanitäter zu, der sie in ein frisches Flurbett verfrachtet.

Die Schwestern basteln einen Sichtschutz aus Bettlaken. Nebenan schiebt der Notarzt den nächsten in die einzige noch verbliebene Ecke.

Sie stirbt in einem eilig geräumten Zimmer der Aufnahmestation.

Ihr Ehemann sitzt im Wartebereich und liest. Als ich auf ihn zugehe und den Satz ausspreche, der uns alle eint und den dennoch niemand hören möchte, blickt er mich vollkommen entgeistert an.

Die Richterin wiederholt meine Aussage. Ich schaue zu ihm hinüber. Er hat abgenommen. Im Gegensatz zu früher schmückt ihn ein feines Hemd. Diesen »sprachlosen« Blick hingegen, er trägt ihn noch immer.

Krankheit und ihre Gesichter I

Zusammengesunken kauert sie auf dem kleinen Stuhl.

Zwei schlaflose Augen betrachten ungläubig meine Vorbereitungen zur Venenpunktion an ihrem Arm. Ich versuche es mit einem aufmunternden Blick.

»Ich ...«, sagt sie, während der Alkohol auf ihrer Haut verdunstet und zusammen mit der Kargheit des Raumes den Ernst der Lage zu unterstreichen scheint, » ... ich war immer so gesund, wissen Sie.«

Bis zu jenem Tag Ende Mai, an dem sie wegen leichter Bauchschmerzen beim Hausarzt vorbeischaute. Eigentlich nur wegen ein paar Schmerztabletten. Sie war lange nicht dort gewesen.

Der Hausarzt schlug eine Blutabnahme vor und verabschiedete sie freundlich. Zwei Tage später ein Anruf, der ihr Leben verändern sollte. »Irgendetwas stimme nicht ganz«, meinte die Sprechstundenhilfe. Ob sie nochmals vorbeikommen könne? Ultraschall, erweiterte Blutabnahme, Überweisung zum Facharzt, schließlich die Klinikeinweisung, Operation. In ihrem Kopf vermischen sich Räume, Tage, Untersuchungen und Befundmitteilungen zu einer scheinbar endlosen Prozession von Fremdwörtern in weiß.

Nun ist sie bei uns gestrandet, zur ersten Chemotherapie. Zitternd hält sie das Pflaster fest, an dem ihr Arm scheinbar bezugslos zu baumeln scheint. Ich frage nach Angehörigen. »Mein Mann«, sagt sie mit tonloser Stimme »ist zuhause geblieben. Ich kann mit ihm nicht reden. Er schläft immer sehr gut. Auch heute Nacht.«

Obschon wir einander gegenübersitzen, scheint sich vor ihr jener kühlblasse Graben aus Einsamkeit aufzutun, den diese Diagnose unweigerlich mit sich bringt. Sie wirkt plötzlich an den Horizont gerückt, entlegen wie eine Hallig im Wattenmeer. Wir schweigen.

Mein Piepser ruft mich zurück, die nächsten warten. Ich mache die Schwestern auf unseren Neuling aufmerksam und verabschiede mich mit einem Lächeln.

Krankheit und ihre Gesichter II

Später betrete ich den Raum, in dem sie ihre Therapie erhält. Sie hat es sich unter einer flauschigen Decke auf dem großen Stuhl bequem gemacht, neben ihr eine Tasse Kaffee und ein Butterhörnchen. Es ist Fußballweltmeisterschaft. Alles dreht sich um das Spiel am Vorabend.

»Mir tun die anderen ja so leid« sagt ihre Nachbarin, »dieses arme Land, da ist Fußball viel wichtiger als in Spanien. Die haben bitterlich geweint, ganz schrecklich war das.« Die anderen nicken in stummer Solidarität.

Sie hingegen braust auf: »Was denken Sie denn? Die Spanier haben eben super gespielt! Die sind doch selbst schuld, wenn sie nicht schnell genug rennen und auf ihr eigenes Tor aufpassen können.«

Schwester Martina, die das Gespräch mitverfolgt hat, während sie den Infusomaten überprüft, hält einen Moment inne.

»Hier«, so sagt sie mit der königlichen Geste einer Majestät, die dem Zugereisten ihr Reich präsentiert, » ... hier bei uns geht es um ... Vieles.

Aber ... *niemals* um Schuld.«

Stumm blicken wir ihr nach.

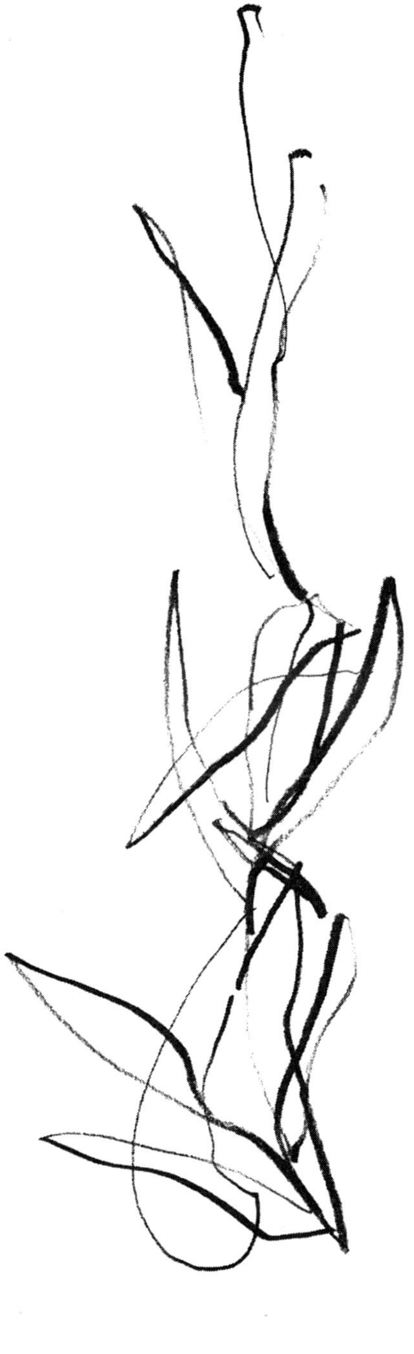

ABSCHIED

Vertraute

Fast zwei Jahre lang
einmal pro Woche
höre ich viel
von der Tochter in Berlin
dem jungen Hund
dem lang schon kranken Mann

zunächst war es:
nur ein wenig länger noch
unsere Goldene Hochzeit
Opas achtzigster
des Enkels erster Schultag

nun sind
die Feste gefeiert
Frau B.
zu krank zum Kommen
nur noch am Telefon
kann ich ihr zulächeln

und irgendwann
die Akte
ins Zwischenland schieben

dort oben rechts
da wird er stehen
ihr altdeutscher Vorname

ich kann ihn flackern sehen
jenen Tag
ein weiteres Blatt im Wind
obschon ihre Stimme
gerade heute
noch beruhigend
kräftig klingt.

Spätherbst

Auch mein Zeiger
Wölbt sich langsam
der Erde hin

Natürlich gibt es
Noch dieses
Oder jenes

Aber eigentlich
Wieso nicht

Verklingen
Mit diesem
tanzenden Ahornblatt
Wäre ok!

Und jetzt:
Ab
in den Frühling!

Abseits

Ihr junges Gesicht im Tagestrubel
ein bebendes Sommergewitter
unterm Arm
die eigene Abschiedschronik
gerade zurück vom CT
der Radiologe schaute betreten
eine Boje im Sturm
die ihr verbliebenes Bein
gleich einem heimatlosen Kiel
hinter sich her zu ziehen scheint
den Gang entlang
mein Zimmer
Ort
zahlloser Kapitulationen
so auch heute.

Stern

Nasenfächelnd
Glitt sie davon
Der große Kopf
So zart und fein
Er kann den geschundenen Körper
Nicht länger halten
Zu tief die Gewässer der Neuzeit
Zu gewaltig die Gebirge im Vorgarten
Nun bist Du Wolke
Stern
Regentropfen
Du warst tapfer
Kleine
Nun kannst Du fliegen
Schwimmen dösen
Reiten Spielen
Schlaf gut
Liebes
Und Danke
für Dein duftiges Verweilen.

»Stirb während Du lebst und sei vollkommen tot. Dann tue, was immer Du willst - alles ist gut«.[7]

Es gibt ein Sterben, wenn unser Leben biologisch zu Ende geht. Es gibt ein Sterben, wenn wir Anteile unserer selbst verstummen lassen, ablehnen oder ignorieren. Und es gibt ein Sterben, wenn wir, wie die Corona-Pandemie es uns eindrücklich vor Augen geführt hat, an einem Mangel an sozialen Kontakten leiden müssen, oder wenn wir in Beziehungen zunehmend vereinsamen. Wir können uns, ob krank oder noch gesund, die Frage stellen, welche Anteile in uns krank sind oder kränkeln, was in uns vielleicht bereits verdorrt ist und zum Leben wieder erweckt werden sollte. Meistens ist dafür nicht nur eine ehrliche Selbstbetrachtung erforderlich, sondern auch der Abschied von konditionierten Gewohnheiten, die uns zwar lieb geworden sind, von denen uns aber bewusst ist, dass sie uns nicht gut tun. Unter anderem deswegen, weil sie verbunden sind mit Schuldgefühlen und Selbstvorwürfen, weil sie uns gefangen halten in einem Kreis aus Wiederholungen, Starre, Dürre und: Leiden.

Dieses Abschiednehmen hat das Potential, uns zu verwandeln hin zu etwas mehr geistiger Bewegungsfreiheit, Spontanität, innerer Gesundung und Zufriedenheit.

Wir nehmen immer Abschied: von der Traurigkeit, die uns beim Anblick des späten Septemberlichtes ereilen kann über den Abschied von einem Haustier, ausziehenden Kindern, dem Ende des Berufslebens oder dem Umzug aus einer langjährigen Heimat. Mit zunehmender Lebenserfahrung werden die Abschiede ansteigen und länger andauern: der Abschied von den Eltern als für uns Sorgende bis hin zu uns selbst als ihre Sorgenden, als ihre Begleiter in deren Versterben.

Irgendwann wird es eintreffen – ein Arbeitskollege stirbt, ein Bekannter liegt auf der Intensivstation, unser Freund wird schwerkrank. Spätestens dann nähert sich der Eindruck, dass wir keinen Einfluss haben, auf das, was gerade um uns und mit uns geschieht.

Dies dürfte einer der stärksten Eindrücke sein, wenn eine lebensverkürzende Erkrankung diagnostiziert wird. Unser oftmals kaum beachteter Körper führt ein Eigenleben, er scheint sich unserem Einfluss zu entziehen. In der Folge wird unser Leben, unsere Tagesstruktur zunehmend nahezu übernommen von Menschen in oft unüberschaubaren Institutionen, die gleichwohl Bestes im Sinn haben und uns helfen möchten.

An der Tatsache, dass niemand Patient sein möchte, schon gar nicht mit einer potenziell tödlichen Erkrankung, ändert das jedoch nichts.

Lingzhao hilft

Eines Tages waren der Laie Pang und seine Tochter Lingzhao unterwegs, um Bambuskörbe zu verkaufen. Als er von einer Brücke stieg, stolperte Pang und fiel hin. Lingzhao, die das sah, rannte zu ihrem Vater und warf sich auf den Boden. »Was machst du da?«, rief Pang.

»Ich sah dich fallen, also helfe ich«, erwiderte Lingzhao.

»Zum Glück hat es niemand gesehen«, bemerkte Pang.

(China, 8. Jahrhundert)

Sicher Geglaubtes, wie das meist lautlose Funktionieren des eigenen Körpers, macht sich bemerkbar, weil dieser schmerzt oder seinen Auftrag nicht mehr so erfüllt, wie wir es von ihm gewohnt sind. Der Körper streikt, er macht Dinge gegen unseren Willen, gegen unser Sträuben, trotz all unseres Widerstandes.

Mit dem Voranschreiten der Erkrankung wird immer deutlicher, was sich bereits erahnen lies: Wir fallen immer weiter. Wir befinden uns in einem Prozess des Fallens, der unaufhaltsam ist. Er wird uns bis zu unserem Lebensende nicht mehr verlassen, genauso wenig wie die zunehmende Abhängigkeit und sei sie nur von diversen Hilfsmitteln.

Absolut betrachtet fallen wir immer. Selten tritt dies so deutlich hervor, wie wenn unsere Existenz durch eine schwere chronische Erkrankung bedroht wird. Dieses Fallen verursacht eine Vielzahl an starken Gefühlen. Hilflosigkeit, Angst, Ohnmacht und Verzweiflung wechseln sich ab mit Phasen der inneren und äußeren »Normalität«. Wir gehen einkaufen, fahren Auto, besuchen Freunde, freuen uns auf ein Fest. Immer dabei aber ist die grundlegend andere, neue Situation.

Wir fallen. Wir stellen dabei plötzlich andere Fragen. Werde ich den Herbst noch erleben? Soll ich einen neuen Wagen kaufen? Was bleibt zu tun?

Während um uns herum das Leben in seinen gewohnten Bahnen voranschreitet, ist eine innere Ablösung in Gang gesetzt worden, die subtil beginnt, aber unweigerlich immer deutlicher ins Tageslicht rücken wird. Wir sind noch dabei, wir gehören dazu, wir erhalten Zuspruch, wir sehen vielleicht noch so aus »wie immer«. Aber in uns breitet sich eine Wirklichkeit aus, die sich in Form von körperlichen Beschwerden sehr real bemerkbar machen kann, machen wird: Veränderung, Endlichkeit, Abschied. Diese Erfahrung, zunächst vielleicht nur eine Ahnung, später eine Gewissheit, trennt uns vom Rest der Welt. Einer Welt der Gesunden, die uns zwar mitfühlend begegnen, die aber ihre eigenen Leben haben und darin voranschreiten. Das ist schmerzlich und der

Beginn einer Trauer, die mit der Diagnosestellung Einzug ins Leben hält.

Was kann hier trösten und uns eine Wohltat sein in der Einsamkeit unserer neuen Lage?

Wenn wir jemanden finden, der mit uns fällt. Wenn es möglich ist, einen Raum bereitgestellt zu bekommen, indem wir einfach sein dürfen. Kein noch so gut gemeinter Ratschlag, keine neue Tablette, keine weitere Untersuchung, kein innovatives Therapieverfahren aus den USA. Einfach sein. Ausruhen, nicht reden müssen, schon gar nicht über das Sterben, auch nicht über unsere Kindheit, nicht über unsere Bindungen oder unsere Ressourcen, nicht über alternative Heilmethoden. Aus dem Fenster schauen, lesen. Nur schauen. Ein Schläfchen machen, dann etwas Kleines zu Essen.

Auch das ist Fallen: in den Moment, in das Einzige, das halbwegs überschaubar geworden ist. Um in manchen Augenblicken vielleicht zu erfahren, dass es gar nicht so schlimm ist, dieses Fallen. Dass es in ihm Raum gibt für unsere Angst und unsere Sorgen, aber auch für unsere Leichtigkeit und unsere Freude.

Dass es Menschen gibt, die mit uns fallen, dass es *darin* Glücksmomente geben kann, obwohl ein Teil unserer Körperfunktionen versagt und dass es Augenblicke der Zärtlichkeit und der Stille geben kann, wo wir ganz bei uns sind und es weiter nichts zu sagen gibt.

Auch das ist Fallen, ein synchroner Atemzug mit dem uralten Strom dessen, was sich immer noch unser Leben nennt.

Fragen

Wessen Schmerz spüren wir, wenn jemand, der uns lieb ist, leidet?

Wo genau empfinden wir ihn in unserem Körper?

Was sind unsere Gedanken dabei?

Welche Impulse bemerken wir?

R.

Sie kam von Station, eine unter vielen, irgendwann im März. »Der kahle Kopf nervt« scherzt sie beim Hereinkommen. »Und dann fallen mir ständig Dinge aus der Hand, wird das noch besser?«

Mit einem Seufzer setzt sie sich, die Mütze abstreifend. Wache, braune Augen mustern mich.

Nach einer Weile verabschieden wir uns. Ich begleite sie zum Ausgang.

»Sie sind jetzt meine Ärztin?«

»Ja«.

Ein kurzes Nicken, ein kleines Wippen der Mundwinkel, dann legt sie den Kopf zur Seite und strebt zum wartenden Taxi. »Tschüss«, winkt sie beim Hinausgehen.

Ich habe ein bisschen bestanden.

Einige Wochen später kommt sie nach einem Familienurlaub spontan in die Sprechstunde.

Schon beim Betreten meines Zimmers ahne ich, dass etwas nicht stimmt. Unsere Unterhaltung jedoch kreist zunächst um andere Dinge. Keine Schmerzen, guter Appetit, steigende Leistungsfähigkeit. Am Ende des Gesprächs stehen wir beide auf, sie blickt zur Tür. Ich betrachte ihren Torso.

»Ist da etwas ... mit Ihrem Bauch?«

Ihr Blick verrät Angst, die Schultern sinken entkräftet auf ihren schlanken Körper. Oder ist es Erleichterung?

Zwei Stunden später ... die Gewissheit. Dicke Tränen kullern über ihre faltig gewordenen Wangen.

»Mein Mann: Das schafft er nicht. Aber er kommt erst in zwei Wochen zurück. Bis dahin geht es mir doch wieder gut, oder?«

Mit entschlossenem Händedruck verabschiedet sie sich für die Wiederaufnahme der Chemotherapie am kommenden Tag.

Beginn eines Abschieds

Im Herbst plötzlich Schmerzen im Rücken. »Oh, ich habe tapeziert und bin von der Leiter gefallen, nicht schlimm.« Verschämt blickt sie mich an.

Die Laborwerte halten noch still, ich verdränge meine berufsgewohnte Skepsis und gebe ihrer Bitte nach Krankengymnastik nach.

Wochen später, immer noch leichte Schmerzen, keine Veränderung in der Bildgebung.

»Es ist ok, das habe ich mir gedacht. Ich spüre das.« sagt sie mit fester Stimme. Und blickt mich dennoch fragend an.

Soll ich sagen, dass ich etwas befürchte, es aber nicht beweisen kann? Soll ich sagen, »ich denke, das ist ihr letzter Herbst«, obschon die Fakten dies derzeit noch nicht hergeben? Ist es jetzt an der Zeit, mit ihren heranwachsenden Söhnen zu sprechen und deren zukünftige Versorgung zu regeln, gerade in Anbetracht ihres zur See fahrenden Ehemannes?

Wir unterhalten uns stattdessen über ihren Traum einer Kreuzfahrt und ich ermutige sie, diese Reise zu buchen. Viel später wird mir ihr Ehemann erzählen, dass sie im Reisebüro in Tränen ausbricht, da ihr Wunschtermin schon vergeben ist und ein anderer nicht mit dem Dienstplan ihres Mannes in dem Jahr in Einklang gebracht werden kann.

So habe ich nichts gesagt, aber sie hat dennoch gehört.

Nach der Rückkehr von meiner Tagung rufe ich sie an, Freitagabend, aus einem Gefühl heraus.

»Ich habe solche Schmerzen.«

»Bitte kommen Sie gleich.«

»Nein, dieses Wochenende bleibe ich noch zu Hause.«

Es hilft nichts, sie bleibt dabei. Ich gebe ein paar Hinweise auf zu steigernde Schmerzmittel und lege mit einem mulmigen

Gefühl den Hörer auf.

Dennoch organisiere ich Bett und Bildgebung für den Wochenanfang.

Montagmorgen, Zimmer 2. Sie sitzt mit einer Pobacke auf dem Stuhl und hält sich mit beiden Händen am Infusionsständer fest. Die Haare ungekämmt, Hautfarbe grau, Stirnfalten auf Sturm. Ihr Blick zeugt von den Qualen eines Wochenendes der Niederlagen in Folge, angefangen mit dem Aufstehen, fortgesetzt mit dem Vornüberbeugen beim Zähneputzen, endend 15 Minuten nach dem Aufstehen beim Versuch, die Socken anzuziehen. Ich zögere nicht lange und strebe zum Betäubungsmittelschrank. Kurze Zeit später liegt sie, zaghaft lächelnd, auf der Trage ins Röntgen. »Viel besser«, flüstert sie, »Danke«.

Ich blicke ihr und den Trägern nach, als sie die Fahrt zur Gewissheit in die Radiologische Abteilung antritt.

Das ist das Ende. Und wir müssen es gut machen. Wenigstens dies eine Mal.

Tage später sitzt ihr Mann weinend vor mir. »Ja, sie ist seit August letzten Jahres schwer krank, das wissen wir. Aber sie konnte alles tun und Chemotherapie wurde auch gemacht.«

Genau das ist es, unser Dilemma.

Glücklich strahlt sie uns an. Das Bett steht im Wohnzimmer, sie kann aus dem Fenster schauen. Die Morphinpumpe brummt und ist in ein kleines Häkeltäschchen am Galgen verpackt. Sie spricht schnell wie immer und hat das Zepter zu Hause rasch wieder übernommen. »Die Kinder vom Nachbarn brauchen morgen eine Belohnung, es hat Zeugnisse gegeben.« Ihr Mann nickt ergeben am Kopfende. »Und denk daran, dass wir ab jetzt mehr Toilettenpapier benötigen, hörst Du?« Es ist eine Anspielung auf ihre Lähmung, ihren jetzt fehlenden Entleerungsreflex..

Sie lächelt tapfer.

»Damals«, so sagt sie scheinbar beiläufig, »hätte ich besser keinen Bikini angezogen. Ich habe beinahe meine Hose verloren. Delphine sind schnell, wussten Sie das?« In den nächsten Minuten berichtet sie dann von einem der schönsten Momente in ihrem Leben: Schwimmen mit einem Delphin.

»Die Haut, sie war ja *sooo* weich,« lächelt sie.

Ein kühler Vorfrühlingsabend im Norden. Ein kleines Wohnzimmer im alten Teil ihres 400-Seelen-Dorfes. Vom Nabel abwärts gelähmt. Ihre vorletzte Lebenswoche.

Wir tanzen mit Delphinen im Reigen, bis alle selig lächeln und auch unsere Haut sich anfühlt wie aus Samt.

Sie wird müder, aber wenn sie wach ist, strahlen ihre Augen wie immer. Freunde kommen täglich, auch von weit her, um sich zu verabschieden. Tränen fließen, sie tröstet alle, verteilt Geschenke. Als der letzte Besuch des Tages gegangen ist, weint sie bitterlich. »Ich will nicht …«

Stumm sitzen wir an ihrem Bett, bis sie einschläft. Wenig später wacht sie auf und ist unruhig, verwirrt. Wir versichern ihr, dass sie zu Hause ist und bleiben kann. Als sie etwas entspannter wirkt, lesen wir ihr eine geführte Meditation über das Weitergehen vor.

Sie nickt dabei ein und macht zum Abschied nur ganz kurz die Augen auf.

Am nächsten Tag begrüßt sie uns freudestrahlend:

»Das mit dem Loslassen, das kriege ich auch noch hin«.

Frau R. stirbt im Beisein ihrer Familie und unserer Begleiterin an einem Dienstagnachmittag.

Zur Trauerfeier ist die Kirche bis auf den letzten Platz belegt. Als die von ihr selbst ausgesuchten Lieder erklingen, wiegen sich die Messingleuchter auf der Empore.

An ihren Rundungen glitzern kleine Delphine.

N.

Der Allgemeinzustand von Herrn N. verschlechtert sich seit Monaten. Trotz eines bemühten Hausarztes und besorgter Kinder ist der einzige Mensch, der ihn regelmäßig außer seiner Familie besuchen darf, ein Ehrenamtlicher vom Hospizverein. Dann klönen sie über alte Zeiten und Herr N. erzählt aus seinem reichen Leben. Weder zu einem Pflegedienst noch zur Beantragung von Hilfsmitteln konnte sich der ehemalige Hubschrauberpilot bisher entschließen, obschon er es oftmals kaum noch schafft, sich ohne Hilfe anzuziehen. Bisher hat er den gemeinsamen Haushalt weitgehend allein bewältigt, da seine um ein paar Jahre ältere Ehefrau gesundheitlich ebenfalls sehr angeschlagen ist. Seine wiederkehrenden Anrufe beim Notdienst sowie die nachfolgenden Besuche des Arztes nach häuslichen Stürzen bewirken immer wieder Teambesprechungen ob seiner »Versorgungslage«.

Schließlich ist er bereit, sich mit dem Hospizdienst zusammen ein stationäres Hospiz anzusehen.

Einige Wochen später, ein Anruf:

»Herr N., Sie könnten Montag ins Hospiz«.

Herr N.: »Moment, bin gerade in der Küche. Erna!« (Er ruft die Ehefrau).

Kruschkrusch ruckel blubber

Sie: »Ach so, Hospiz. Ja, Schatz, willst Du da denn hin? Vielleicht ist es sogar ganz nett dort.«

Er: »Ich weiß nicht. Jetzt ist es aber gerade ganz schlecht. Und morgen kommt Marco.«

Sie: »Na, musst Du wissen.«

Er: »Kann ich das nochmal mit meinem Sohn besichtigen? Er möchte das auch mal sehen.«

Kruschkrusch ruckel blubber.

Nach einer Weile, er:

»Wir nehmen den übernächsten Platz, nicht wahr, Schatz?«

O.

»Bitte bring mich nicht weg« fleht er mit schwacher Stimme seinen Sohn an, der daraufhin unruhig auf dem Hocker am Kopfende hin und her rutscht.

»Nein, Papa« beteuert derselbe, der am Vormittag die Sachbearbeiterin der Krankenkasse wüst beschimpfte und mit einem Zeitungsartikel drohte, sollte sie nicht umgehend das Hospizansuchen für seinen Vater genehmigen.

Als wenig später der Rettungswagen eintrifft, wundert sich der Vater, dass heute doch gar kein Chemotherapietag sei.

»Papa, es geht nicht anders«. Mit fester Stimme begleitet der Sohn die wenigen Handgriffe der Sanitäter. Der Papa hat die Augen geschlossen.

Kurz bevor er hinter der Wagentür verschwindet, blickt der Vater den Sohn direkt an: »Ich wollte immer wissen, wie es war, damals. Als sie alle zusammensaßen, das Brot miteinander teilten und dann einer abtrünnig wurde. Unsere gesamte abendländische Tradition hängt daran. Das Schweigen an diesem großen, langen Tisch. Wieso keiner etwas sagte.«

Der Sohn hebt hilflos die Schultern und flüstert: »Ich kann nicht mehr. Mama auch nicht. Bitte verzeih mir.«

Doch da hatten sich die Türen des Rettungswagens bereits geschlossen.

P.

Er war vier Jahre lang mein Patient. Ich kenne mittlerweile die Tochter aus dem Süden, seinen Enkel, die Ehefrau, ihren Hausarzt. Seine Telefonnummer, auswendig. Ein Großteil seines bisherigen Lebens.

Die Therapie haben wir vor Monaten eingestellt. Unsere regelmäßigen Anrufe bezeugen ein lange stabiles, jedoch in den letzten Wochen zunehmend fragileres Allgemeinbefinden. Schließlich ist eine Krankenhauseinweisung unvermeidbar. In der Folge wächst die Erkenntnis, dass sein Leberversagen mit nächtlicher Unruhe und Blutungskomplikationen von der ebenfalls betagten Ehefrau zu Hause nicht mehr bewältigt werden kann.

Heute wird er in eine Pflegeeinrichtung entlassen.

Ich stehe im Flur, unschlüssig, ob ich mich von ihm verabschieden soll.

Was sagt man zu jemandem vor dessen vorletzter Reise?

Ach, Herr S., die vielen gemeinsamen Momente. Ich weiß es noch, damals, als Sie das erste Mal in mein Zimmer kamen. Sie waren energisch, selbstbewusst und wollten das Heft auf keinen Fall aus der Hand geben. Ein Jahr später ist alles anders. Unsere vielen Telefonate. Vorbei!

Da kommt die Ehefrau auf mich zu, strahlend. »Wissen Sie, was das Beste am heutigen Tag ist? Dass wir Sie auch weiterhin anrufen können. Stimmt doch, oder?«

Ich nicke, etwas hilflos.

Dann geht sie ins Zimmer und hilft ihm beim Anziehen.

Vielleicht ist das schon Abschied genug.

Q.

Sie sitzt auf der abgebröckelten Mauer am Hintereingang des Krankenhauses. Da tummeln sich oft die erkrankten Raucher, denen der Weg in ihr zugewiesenes Carré zu lang ist oder die *Methadonies* stranden dort und warten, bis die Substitutionsapotheke öffnet.

Heute, am Sonntag, sitzt sie alleine dort, eine kauernde Gestalt, die Beine übereinandergeschlagen, das Handy neben sich und umgeben von wachsenden Kolonien an Tuchbällchen, die langsam im Nieselregen in sich zusammensinken. Sie schluchzt mit dem Himmel, ungeachtet der Vorbeigehenden, die von der kummervollen jungen Frau ohnehin kaum Notiz nehmen.

In dieser Ecke gibt es keinen Jugendschutz, das weiß hier jeder.

Ich beobachte sie durch die Leinwand meines Fensters wie den Faktencheck bei einer Wundkontrolle.

In mir regt sich keine weiche Emotion, es ist allenfalls Unmut, dass ich demnächst an diesem Menschen vorbeifahren muss und sie eventuell die Person erkennt, die heute bei ihrer Mutter die Therapie drastisch eingeschränkt hat. Auf der Intensivstation. Was einem Todesurteil gleichkommt.

Vor ein paar Stunden saßen wir zusammen und ich habe in einem winzigen, fensterlosen Raum meine vernichtende Einschätzung zum Gesundungspotential der Mutter dargelegt. Meine Stimme klang dabei wie aus dem Off, das habe ich selbst gemerkt. Nach einer Endlosprozession an Gesichtern, am Tag Neun meines Dienstes, simmert mein Reservoir auf Notstrom.

Weder ihre Vorwürfe und Klagen, noch ihre Wut und Tränen konnten mich umstimmen. Schlimmer jedoch: noch nicht einmal annähernd *berühren*. Ich habe das Gespräch geführt, wie wenn ich in eine enge Parklücke manövriere.

Hier stirbt gerade ihre Mutter. Sie hatte versprochen, gut auf die Mutter aufzupassen und für sie da zu sein. Ich wiederum hatte versprochen, gegebenenfalls zu vermitteln und alle mit einzubeziehen. Nicht wie bei der ersten Krebserkrankung, wo alle nur schwiegen, Sohn und Ehemann zum Beispiel, und selbst die Tochter nicht die große Wunde sehen wollte, die nur langsam heilte. Damals, als die Amputation wie ein klaffendes Mahnmal unter der mütterlichen Bluse blinkte. Wie sehr sich die Tochter vor ihren Freundinnen schämte, weil ihre Mutter eine Perücke trug. Sie war damals neun Jahre alt. Heute, zehn Jahre später, ihr Leben für immer beschwert.

Ich suche nach meinem Herzen und kann es einfach nicht finden. Sonntag. Spätnachmittag, fast schon wieder Montag. Ich will nach Hause!

Sie sitzt immer noch dort, umgeben von einem Kranz aus desintegrierendem Papierflor.

Ich brause an ihr vorbei.

Mit Sonnenbrille. Wie eine Kriminelle auf der Flucht.

M.

Herr M. trug zur Chemotherapie meistens rote Schnürsenkel (»bringt Glück«) und gelegentlich »God Save The Queen«-Socken, denn er war ein Fan des Königreiches. Seine Arbeit auf dem Schiff hatte ihn in die ganze Welt geführt, er konnte wunderbar davon erzählen.

»Wenn ich ... dieses hier... weg habe«, sagte er oft zum Ende der Sitzung und deutete auf die Chemotherapiepumpe, » ... dann geht es wieder rund: Amazonas ist das Mindeste! Ich lad' Euch alle ein, Salsa-Tanzen!«

Und zog leise pfeifend davon. Die Schwestern liebten ihn dafür.

Die Therapie hatte ihm einen unsicheren Gang und taube Fußballen beschert. So fiel es zunächst nicht weiter auf, als er in seiner Garage die Bremse mit dem Gaspedal verwechselte und in der

Abstellkammer landete.

»Ich wollte sowieso viel lieber einen Benz fahren!« schloss er den Bericht über sein Missgeschick bei unserem ersten Treffen nach dem Ereignis und lächelte verlegen.

Als er in der darauffolgenden Woche beim Eintritt in mein Zimmer stolpert, überkommt mich jedoch eine kalte Vorahnung. »Bitte nicht!« schaudert es in mir.

Es stellt sich heraus, dass ihm in letzter Zeit gelegentlich ein wenig schwindelig ist, was er bisher verheimlicht hat. Leider siegt im Folgenden meine nüchterne Erfahrung: Kernspintomografie. Hirnmetastasen. *Viele.*

Er reagiert gefasst. »Das war's dann also. Schade. Und wie sage ich das meiner Frau?«

Zum Abschied kullert eine dicke Träne über die tiefen Furchen seines sonnengegerbten Gesichtes.

Zunächst geht alles seinen gewohnten Gang: Strahlentherapie, kurze Besserung.

An einem Montag im März kommt er unerwartet ins Krankenhaus, weinend vor Schmerzen. Er kann kaum noch laufen, sich selbst immer weniger behelfen. Seine Frau arbeitet ganztags, abends nimmt sie ihre Ehrenämter wahr.

»Ich war jahrelang kaum daheim.« entschuldigt er sie.

Schließlich geht es nicht mehr zu Hause, er muss aufgenommen werden. Im Aufnahmegespräch der internistischen Notaufnahme sagt ihm der junge Arzt, dass er sterben werde. Ob ein Hospizantrag gestellt werden solle? Wütend versucht er, das Weite zu suchen, scheitert allerdings an seiner Gangunsicherheit.

»Würde« ist nicht immer kompatibel mit einer überfüllten sonntäglichen Notaufnahme: drei Pflegekräfte, ein Facharzt, ein Assistenzarzt, zehn Patientinnen und Patienten in den Zimmern, nur noch Flurbetten im Haus.

»Ich komme hier also ...« sagt er Stunden später auf Station mit einem erschöpften Lächeln, »nur noch mit den Füssen nach vorne wieder hinaus.«

Wenig später der Umzug ins Einzelzimmer. Stationsroutine. Seine Frau blickt mich fragend an. »Sagen Sie ihm alles, was Sie ihm noch sagen möchten,« rate ich ihr zwei Wochen später bei unserem Abschied am Fahrstuhl.

»Es gibt nichts« sagt sie entschlossen und streicht sich eine Strähne aus dem Haar. »Nur ... dass ich gerne wüsste, wann ich endlich wieder arbeiten kann. In drei Monaten beginnt meine Rente und es gibt noch viel zu tun. Außerdem erhalte ich kein Krankengeld mehr.«

Er hält sich wacker. Immer wieder ist seitens der Schwestern und der Stationsärztinnen und Ärzte von der Notwendigkeit einer Verlegung die Rede. Hospiz *dauert*. Warum er denn nicht in ein Pflegeheim wolle? Das Controlling hat ihn längst mit einem roten Balken markiert: Liegedauer zu 1000% überschritten. Schließlich willigt er ein. Mit anderen Worten: Er wehrt sich nicht länger. Glücklicherweise findet sich kein Pflegeplatz, der Patient sei »zu pflegeaufwendig.«

Gesundheitslogik im 21. Jahrhundert.

Kurz vor seinem Tod besuche ich ihn nochmals. Er nickt mit den Wimpern, das Sprechen fällt ihm schwer. Die Fahrrinnen auf seinen Wangen sind weiter geworden. Am Fußende klappt seine Frau ihr Buch zu. »Ich möchte jetzt nach Hause und werde am Montag wieder arbeiten gehen« sagt sie leise. »Ich kann wirklich nicht einen Tag länger fehlen.«

»Ich glaube nicht, dass Sie nächste Woche arbeiten werden.« sage ich später, vor der Türe.

»Wirklich?« antwortet sie und schaut mich halb fragend, halb erleichtert an. »Meinen Sie *wirklich*?«

Ich nicke langsam.

Daraufhin öffnet sie mit einem tiefen Seufzer die Türe und geht zurück in sein Zimmer, »Fifty Shades of Grey« unter ihrem Arm.

S.

Eine sympathische Familie. Vier Kinder, zwei Autos. Fahrräder in allen Größen. Ein schöner Garten mit weißem Zaun. Das Wohnzimmer geschmackvoll; die Sitzecke, der dezente Fernseher, das Bücherregal, die Pflanzen, der Blick auf die Felder.

Das Pflegebett, die Medikamentenbox. Ihre Augen.

Ein langes Gespräch an diesem Sonntagnachmittag. Sein dankbar lächelnder Mund kann die monatelangen Sorgen während zahlloser wacher Nächte kaum überdecken. Wir sprechen über vieles: die Beendigung der anstehenden Chemotherapie, diesen letzten gemeinsamen Sommer, den Hausbau damals, nach Feierabend. Ihren sehnlichen Wunsch, noch einmal ein Glas Wasser trinken zu können. Die noch jungen Söhne.

Wir sprechen über Fragen, die im soeben beendeten, mehrwöchigen Krankenhausaufenthalt nur wenig Raum hatten. Trotz ihrer Müdigkeit redet sie viel, selbst mit geschlossenen Augen.

Bei allen gemeinsamen Bemühungen, ihre jetzige Lage etwas zu verbessern, wird unausgesprochen deutlich: Ihre Koffer sind bereits gepackt. Für sie ist Gegenwart Vergangenheit. Sie wendet sich den Anstrengungen ihrer Familie um ein besseres Jetzt vor allem ihnen zuliebe und mit letzter Kraft zu.

Später wirkt sie wie ein Fahrgast, der uns beiden Am-Uferstehenden zuwinkt, freundlich, aber bereits unterwegs.

Beim Gang nach draußen fällt mein Blick auf überquellende Körbe in der Wäschekammer.

Beim Nachbarn klingelt der Hermesbote, man unterhält sich kurz.

Gegenüber spielen zwei Jugendliche mit ihren Telefonen. Eine Amsel zetert in die Abendsonne. Sonntagabend auf dem Lande.

Sie wohnen seit dreißig Jahren in dieser Straße.

Hinter diesen Fenstern stirbt gerade die Mutter von vier kleinen Kindern. Kann nicht einmal jemand von nebenan die Wäsche falten oder eine Suppe kochen? Die Söhne aus ihrer Computerflucht erlösen und mit auf den Sportplatz nehmen?

Wieso schafft man es in Kerala? Wo sind unsere *caring communities*, in diesem reichen Land?

Wir haben über unserem blinden Gehorsam, den Lebenslauf in eine Abfolge von Diagnosen zu codieren, die wir therapieren, normieren, abrechnen und ablegen können, über der ärztlich unterstützten Illusion eines mündig autonomen Patienten anscheinend vergessen, was es einmal bedeutet hat, ein Nachbar, ein Arzt, ein Mensch zu sein.

R.

»Ich dachte, ich schaffe es allein«, sagt sie mit fester Stimme.

»So wie immer. Auch dann, wenn es zu Beginn nicht danach aussah. Also habe ich gewartet: die Schneeglöckchen. Die Winterlinge. Die Hyazinthen. Bei den Forsythien fiel mir der Gang zum Briefkasten schwer. Bei den frühen Tulpen konnte ich meine Wäsche noch selbst aufhängen, bei den späteren nicht mehr. Als der Flieder kam, stellte sich der Pflegedienst vor. Mit Beginn der zarten Akelei musste ich die Hände zur Hilfe nehmen, um die Treppe ins Schlafzimmer zu bewältigen. Gerade als der Klatschmohn sich zum Bersten schickte, habe ich es verlassen, mein altes Haus, meinen geliebten Garten.

Nun bin ich selbst eine fallende Blüte in einem weichen Beet«, flüstert sie, über die Bettdecke streichend.

»Bald werde ich auch dies hier verpassen«, sagt sie mit wehmütigem Blick in den Hospizgarten. »Den duftenden Sommerflieder, den Ahorn im Herbst und dann wieder die kecken Winterlinge. Es wird einen neuen Frühling geben und Menschen, die ihn ersehnen, so wie ich ihn in diesem Jahr herbeigewünscht habe.

In meinem Zimmer hier wird jemand anderes wohnen und eine neue fallende Blüte werden. Eigentlich ist das tröstlich und wunderschön, zugleich so unendlich schmerzhaft und irgendwie insgesamt unfassbar.«

Dann schenkt sie mir ihr schönstes Lächeln und wünscht sich ein Zitroneneis. Mit etwas Sahne. Und ein bisschen Brandy. Als ich die Türe schließe, ist ihr kleiner Kopf beinahe in den Bergen und Tälern ihrer letzten Wohnstatt verschwunden.

Feierabend

Es ist still geworden.

Nur noch das gelegentliche Surren des Faxgerätes und die übervollen Papierkörbe zeugen von einem geschäftigen Tag. Draußen gehen die Lichter an. Der Nachbar gegenüber zieht sein Sonnensegel ein.

Ich sitze in der aufgeräumten Anmeldung und unterschreibe Briefe. Jemand ruft an. Während des Gespräches fällt mein Blick auf die leeren Stühle im Chemotherapieraum. In ihrer verrutschten Ordnung erscheinen sie noch beredter als sonst. Wer kennt die Jahre, die auf ihnen Platz genommen haben? Wer weiß noch von ihren Leben und ihren Geschichten? Wer sieht noch all ihre Tränen, all ihr Lachen? Gesichter und Stimmen erscheinen vor mir in einer einzigen, großen Geste.

War das heute oder vor zehn Jahren, Herr F.? Haben wir uns je getroffen? Habe ich ihr Vertrauen gehalten? Wie wenig es oft war, was ich tun konnte, was ich zu sagen hatte. Ob sie es spürten?

Die meisten von ihnen ruhen nun in dem roten Buch oben rechts im Regal. Eingetragen von der Erstkraft, in fein säuberlicher Schrift. Heil geworden auf dem guten weißen Papier, nach all den Verletzungen ihrer Todesjahre.

Aber nun, nach Tagesschluss, das ist ihre Stunde. Ein weiteres Mal kommen sie zur Anmeldung, ein weiteres Mal nehmen sie ihre Plätze ein.

Es ist gut so, Schwester T.

Und es war gar nicht so schlimm. Ich danke Ihnen.

DANKSAGUNG

Dieses Buch wurde zwar von mir geschrieben, in Wahrheit jedoch habe ich nur den Stift gehalten. Ich fühle mich als seine Co-Autorin. Ich schwimme irgendwo inmitten der langen Reihe von Mitschreibenden, allen voran den vielen Menschen, deren Erzählungen ich teilen durfte. Sie sind die Hauptakteure dieses Buches. Es ist in Erinnerung an sie verfasst worden.

Die meisten von ihnen sind in die irdische Unsichtbarkeit entschwunden. Während des Schreibens hingegen traten manche unserer Begegnungen ans Licht, als wenn sie erst gestern geschehen wären.

Nicht immer waren die Strukturen unserer Gesundheitsversorgung durchgehend freundlich zu ihnen. Und längst nicht immer waren meine Entscheidungen als ihre betreuende Ärztin weise oder waren sie so fürsorglich, wie ich es mir im Nachhinein gewünscht hätte.

Dies Buch ist ein Versuch, diesen Heldinnen und Helden der Wirklichkeit nochmals den Raum und die Achtung zu ermöglichen, die sie verdient haben.

Denn so wie unser Körper nichts vergisst, ist auch unser Geist, unsere Seele, wie ein weiträumiges Haus mit Arkaden und Hinterhöfen, manche abgedunkelt, manche lichtdurchflutet und mit Ausblick. Es lohnt sich, bevor unsere eigene Zeit zur Neige geht, diese Orte gelegentlich zu besuchen wie einen verwunschenen Garten, der zwar ein Eigenleben führt, sich aber stets freut, wenn wir uns auf eine Bank setzen, um uns auszuruhen und an seiner Fülle zu erfreuen.

Kein Wort in diesem Buch stammt nur von mir. Seine Gefühle und Ideen sind das Resultat des Austausches mit Menschen in meinem Leben, deren Beispiele mich nachhaltig beeinflusst und immer wieder inspiriert haben. Die Liste ist lang und unvollständig. Beginnen möchte ich mit meiner ersten Zen-Lehrerin,

Schwester Ludwigis Fabian und meinen letzten Zen-Lehrern, Sojun Mel Weitsmann und Hozan Alan Senauke (Berkeley Zen Center). Ohne meinen jahrzehntelangen Mentor und Freund Kazuaki Tanahashi wäre mein Leben in vieler Hinsicht viel ärmer verlaufen. Unsere gemeinsamen Stunden der Übersetzung von Meister Dogen oder der Austausch als seine Kalligraphieschülerin gehören zu meinen biografischen Kostbarkeiten.

In meinem Hauptberuf bin ich dankbar für die Zeit als Leitung einer Palliativstation (M 22p, Städtisches Krankenhaus Kiel) und seinem wunderbaren Team in den Jahren 2015 - 2022. Dank dieser Tätigkeit habe ich Manfred Gaspar kennengelernt, Quelle des immer wieder erfrischenden Austausches. Das Masterstudium Palliative Care in Wien unter der Leitung meines Doktorvaters Professor Andreas Heller hat es mir ermöglicht, meinen Blickwinkel interdisziplinär zu vertiefen und mir bis dato verborgene historische wie gesellschaftliche Querverbindungen zu eröffnen.

Ich habe viel gelernt und glücklich wieder erkannt in den Schriften und Vorträgen von Professor Giovanni Maio, Universität Freiburg.

Ich möchte mich bedanken für die literarische Unterstützung und das feinsinnige Lektorat von Thorsten Scheu und Klaudia Menzi-Steinberger.

Mein großer Dank gilt zudem dem gesamten Team des »Hospiz im Wohld« sowie des »Hospizvereins Dänischer Wohld – Menschen begleiten e.V.«.

So wie sich nichts allein schreibt, lebt auch ein Wort vom Austausch, von der Begegnung, dem Brückenschlag. Erst im Echo erkennt es sich, kann es fliegen, um verändert auftauchen zu können an einem anderen Ort. Für etwas Neues, Heilsames, für etwas Besseres.

Danke an Nanzan, Erde und Horizont seit so vielen Jahrzehnten.

Friederike Juen Boissevain, Bornstein im Herbst 2024

ANMERKUNGEN

(1) Genjokoan, Dogen Zenji
(Übersetzung: Autorin & Kazuaki Tanahashi)

(2) Fitzgerald, F. S.: The Crack-Up. Surrey 2018, S. 58.
(Übersetzung: Autorin).

(3) Geiger, Wilhelm et al. [Übers.]; Mahâthera, Nyânaponika; (Gautama, Buddha): Die Reden des Buddha: Gruppierte Sammlung. Stammbach, 1997.

(4) »David Steindl-Rast-Dankbarkeit ist kein Gefühl« in: Bibliothek David Steindl-Rast, https://www.bibliothek-david-steindl-rast.ch/bibliothek/texte/texte-von-bruder-david/154-dankbarkeit-ist-kein-gefuehl.

(5) Zen Koan; Hekiganroku, Auszug aus Fall 87

(6) Christof Schlingensief: So schön wie hier kanns im Himmel gar nicht sein! München 2010, S. 39.

(7) Shido Bunan (Shibayama, Z.). Eine Blume lehrt ohne Worte. Frankfurt 1989, S. 42.

ÜBER DIE AUTORIN

Friederike Juen Boissevain, Dr. med. Dr. phil., arbeitet als Fachärztin mit Krebskranken und ist Palliativmedizinerin sowie Ethikberaterin. Sie ist aktiv in der Hospizarbeit und Geschäftsführerin des »Hospiz im Wohld« in Gettorf/Schleswig-Holstein. Sie ist zudem Soto-Zen Priesterin und autorisierte Zen-Lehrerin in der Tradition von Shunryu Suzuki (www.wind-wolken-sangha.de).